Hefte zur Unfallheilkunde
Beihefte zur Monatsschrift für Unfallheilkunde

Herausgegeben von
J. Rehn und L. Schweiberer

125

Bandverletzungen am Knie

3. Reisenburger Workshop zur klinischen Unfallchirurgie,
27. Februar bis 1. März 1975

Herausgegeben von
Caius Burri und Axel Rüter

Unter Mitarbeit von

C. Burri (Ulm), H. Contzen (Frankfurt), B. Dolanc (Basel),
G. Helbing (Ulm), P. Hertel (Homburg/Saar), W. Hesse (Hannover),
U. Holz (Tübingen), G. Hierholzer (Duisburg), M. Jäger (München),
E. Kutscha-Lissberg (Wien), R.P. Meyer (Bern), E. Morscher (Basel),
J. Müller (Liestal), W. Müller (Basel), G. Muhr (Hannover),
B. Noesberger (Bern), A. Pannike (Frankfurt), J. Probst (Murnau),
J. Rehn (Bochum), A. Rüter (Ulm), I. Schneider (Bochum), L. Schweiberer
(Homburg/Saar), W. Spier (Ulm), D. Terbrüggen (Liestal), E. Trojan
(Wien), H. Tscherne (Hannover), A. Voorhoeve (Duisburg), H. Wahl
(Krefeld), S. Weller (Tübingen), H. Willenegger (Liestal), C.J. Wirth
(München), A.N. Witt (München)

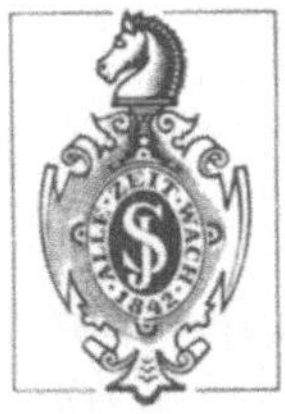

Springer-Verlag
Berlin · Heidelberg · New York 1975

Reihenherausgeber:

Prof. Dr. Jörg Rehn, Chirurgische Klinik und Poliklinik
der Berufsgenossenschaftlichen Krankenanstalten „Bergmannsheil",
4630 Bochum, Hunscheidtstraße 1

Prof. Dr. Leonhard Schweiberer, Direktor der Abteilung für Unfallchirurgie der Chirurgischen Universitätsklinik, 665 Homburg

Mit 84 Abbildungen

ISBN-13: 978-3-540-07374-1   e-ISBN-13: 978-3-642-80965-1
DOI: 10.1007/978-3-642-80965-1

Library of Congress Catalog Card Number:
Reisensburger Workshop zur Klinischen Unfallchirurgie. 3d, 1975. Bandverletzungen am Knie. (Hefte zur Unfallheilkunde; 125). Bibliography: p.   . Includes index. I. Knee – Wounds and injuries – Congresses. 2. Ligaments –
Wounds and injuries – Congresses. I. Burri, Caius, 1933 –   II. Rüter, Axel. III. Title. IV. Series. RD561.R44 1975
617'.14   75-23112

Vom 28. Februar bis 1. März 1975 fand auf der Reisensburg der
3. Unfallchirurgische Workshop statt. Entsprechend dem Sinne
dieser Klausurtagungen haben sich diesmal 30 Spezialisten aus dem
Gebiet der Unfallchirurgie und Orthopädie mit der Biomechanik des
Kniehalteapparates, Entstehung, Diagnose, Therapie und der Nachbehandlung von akuten Schädigungen sowie des instabilen Knies
beschäftigt. Dieser Band, vom Springer-Verlag in wenigen Monaten
nach dem Workshop herausgebracht, enthält die Einführungsreferate
von sorgfältig ausgewählten Kennern der entsprechenden Teilgebiete,
sowie die in ausgiebigen und zum Teil „hart" geführten Diskussionen
gemeinsam erarbeiteten Schlußfolgerungen und Empfehlungen, die
dem praktisch unfallchirurgisch Tätigen eine wertvolle Hilfe bei seiner
Arbeit sein möchten.

Die Ulmer Unfallchirurgen als Organisatoren des Workshops danken
dem Verlag für seine speditive und saubere Arbeit sowie der Firma
J. Pfrimmer für die Unterstützung der Veranstaltung sehr herzlich.

Sie möchten diesen Band

HANS WILLENEGGER,

dem Präsidenten der Internationalen Arbeitsgemeinschaft für Osteo-
synthesefragen, der sich auch auf dem Gebiet der Bandläsionen am
Kniegelenk große Verdienste erworben hat, zu seinem 65. Geburtstag
widmen.

Ulm, 15.4.75   Caius BURRI
                                                                Axel RÜTER

Inhaltsverzeichnis

Bandherausgeber

Prof. Dr. C. BURRI, Abteilung für Unfallchirurgie der Universität,
D-7900 Ulm

Dr. A. RÜTER, Abteilung für Unfallchirurgie der Universität,
D-7900 Ulm

Mitarbeiter

Prof. Dr. H. CONTZEN, Berufsgenossenschaftl. Unfallklinik,
D-6000 Frankfurt

Dr. B. DOLANC, Orthopädische Universitätsklinik, CH-4055 Basel

Dr. G. HELBING, Abteilung für Unfallchirurgie der Universität,
D-7900 Ulm

Dr. P. HERTEL, Abteilung für Unfallchirurgie, Chirurgische
Universitätsklinik, D-6650 Homburg/Saar

Dr. W. HESSE, Unfallchirurgische Klinik der Medizinischen Hochschule
D-3000 Hannover

Dr. U. HOLZ, Berufsgenossenschaftl. Unfallklinik, D-7400 Tübingen

PD Dr. G. HIERHOLZER, Berufsgenossenschaftl. Unfallklinik,
D-4100 Duisburg

Prof. Dr. M. JÄGER, Orthopädische Universitätsklinik, D-8000 München

Dr. E. KUTSCHA-LISSBERG, Abteilung für Unfallchirurgie der
1. Chirurgischen Universitätsklinik, A-1040 Wien

Dr. R.P. MEYER, Orthopädische Universitätsklinik, CH-3010 Bern

X

Prof. Dr. E. Morscher, Orthopädische Universitätsklinik,
CH-4055 Basel

Dr. J. Müller, Chirurgische Abteilung des Kantonsspitals,
CH-4410 Liestal

Dr. W. Müller, Orthopädisch-traumatologische Abteilung der
Universitätskliniken, CH-4004 Basel

PD Dr. G. Muhr, Unfallchirurgische Klinik der Medizinischen
Hochschule, D-3000 Hannover

Dr. B. Noesberger, Orthopädische Universitätsklinik, CH-3010 Bern

Prof. Dr. A. Pannike, Abteilung für Traumatologie, Klinikum der
Johann Wolfgang Goethe-Universität, D-6000 Frankfurt

PD Dr. J. Probst, Berufsgenossenschaftl. Unfallklinik, D-8110 Murnau

Prof. Dr. J. Rehn, Chirurgische Klinik der Berufsgenossenschaftl.
Krankenanstalten „Bergmannsheil", D-4630 Bochum

Dr. I. Schneider, Chirurgische Klinik der Berufsgenossenschaftl.
Krankenanstalten „Bergmannsheil", D-4630 Bochum

Prof. Dr. L. Schweiberer, Abteilung für Unfallchirurgie der
Chirurgischen Universitätsklinik, D-6650 Homburg/Saar

Dr. W. Spier, Abteilung für Unfallchirurgie der Universität,
D-7900 Ulm

Dr. D. Terbrüggen, Chirurgische Abteilung des Kantonsspitals,
CH-4410 Liestal

Prof. Dr. E. Trojan, Abteilung für Unfallchirurgie der
1. Chirurgischen Universitätsklinik, A-1040 Wien

Prof. Dr. H. Tscherne, Unfallchirurgische Klinik der Medizinischen
Hochschule, D-3000 Hannover

Dr. H. Wahl, Chirurgische Klinik der Städt. Krankenanstalten,
D-4150 Krefeld

Prof. Dr. S. Weller, Berufsgenossenschaftl. Unfallklinik,
D-7400 Tübingen

Prof. Dr. H. Willenegger, Chirurgische Abteilung des Kantonsspitals,
CH-4410 Liestal

Dr. C.J. Wirth, Orthopädische Universitätsklinik, D-8000 München

Prof. Dr. A.N. Witt, Orthopädische Universitätsklinik, D-8000 München

Biomechanik und Pathophysiologie des Kniebandapparates

P. Hertel und L. Schweiberer

Biomechanik

Die Schlußrotation

Aus voller Beugung bis in die Endphase der Streckung laufen
Condylen und Tibiakopf bei aktiver Bewegung in der Sagittalebene,
in der Endphase der Streckung kommt die Schlußrotation als Bewegung in der Horizontalebene hinzu (13). Die Schlußrotation erreicht in voller Streckung etwa 10° und stellt bei festem Fuß eine
Innenrotationsbewegung des Oberschenkels, bei freiem Fuß eine
Außenrotationsbewegung des Unterschenkels dar. Sie führt dabei
unter völliger Entlastung der aktiven Stabilisatoren des Kniegelenkes zu einer maximalen Spannung sämtlicher passiven Stabilisatoren. Die Priorität in der Bewegungsführung der Schlußrotation
wird eines Teils dem Bandsystem (5, 15), andererseits der Gelenk-
oberfläche (16) gegeben. Fest steht die Tatsache, daß Gelenkfläche
und Kapselbandsystem in der Schlußrotation optimal aufeinander
abgestimmt sind, daß aber die Schlußrotation, wie man sehr leicht
am Präparat nachweisen kann, auch nach Durchtrennung der Kreuzbänder, bei leichter axialer Kompression auch völlig ohne Bandver-
bindung eingehalten wird.

Die Schlußrotation entspricht der Richtung, in der sich der Unterschenkel nach Isolierung der Kreuzbänder, also nach Durchtrennung
des gesamten peripheren Kapselbandapparates, von selbst dreht.
Die Kreuzbänder wickeln sich dabei voneinander ab, liegen parallel
und zeigen ihre volle Länge (6). Die Lockerungsbewegung der Kreuzbänder in der Schlußrotation wird dadurch notwendig, daß die ventralen Kontaktflächen des Tibiaplateaus in Streckstellung besonders auf der Medialseite deutlich ansteigen (13) und die Krümmungsradien des Femur ventral länger werden.

Die Bewegungsachse des Kniegelenkes

Die Beugung des Kniegelenkes in der Sagittalebene ist keine konti-
nuierlich zentrierte Scharnierbewegung wie z.B. beim Ellenbogen-
gelenk. Man kann zwar leicht die verschiedenen Krümmungsmittelpunkte des Femurcondylus durch Markierung herausfinden. Diese
Krümmungsmittelpunkte verlaufen auf einer Linie, die durch eine
Längenzunahme der Krümmungsradien in Streckrichtung gekennzeichnet
ist. Die Krümmungsmittelpunkte der Femurcondylen entsprechen aber

nicht der Bewegungsachse des Kniegelenkes. Die Beweungsachse läßt sich relativ einfach finden, wenn man das Kniegelenk einem mechanischen System, einer sog. geschlossenen, ebenen, kinematischen Viergelenkkette zuordnet (9, 15, 20). Diese Zuordnung läßt sich unter zwei Voraussetzungen durchführen:

1. Die Bewegung darf nur in einer Ebene vor sich gehen. Das trifft am Kniegelenk mit Ausnahme der Schlußrotation zu.

2. Die Gelenke der Viergelenkkette müssen starr miteinander verbunden sein. Das trifft für das System Kreuzbänder-Tibia-Femur insofern zu, als in allen Positionen des Kniegelenkes ein Teil der Fasern beider Kreuzbänder gespannt ist (1).

Das Viergelenkketten-System

Im Gegensatz zur offenen Viergelenkkette, die aus 5 Gliedern und 4 Gelenken besteht, hat die geschlossene Viergelenkkette 4 Gelenke, die durch 4 starre Glieder miteinander verbunden sind. Die ebene, geschlossene Viergelenkkette bewegt sich definitionsgemäß nur in einer Ebene, ihre Bewegungen sind also auf Zeichenpapier relativ einfach darstellbar (Abb. 1). Die Bewegungen der ebenen, geschlossenen Viergelenkkette werden durch Veränderung eines Gliedes fest determiniert, wobei jeweils ein Glied (das Standglied) seine Position behalten kann, während die 3 anderen Glieder sich verändern. Die Endpunkte des Standgliedes sind die Bewegungsmittelpunkte aller Punkte der benachbarten Glieder, während die Punkte auf dem Standglied gegenüberliegenden Glied, der sog. Koppel, nicht kreisförmige Bewegungen, sog. Koppelkurven ausführen (Abb. 1 a u. b).

Das Kreuzbandsystem des Kniegelenkes gleicht nun genau dem einer gekreuzten, geschlossenen, ebenen Viergelenkkette (Abb. 1 c u. 3). Dabei ist CD die Fossa intercondylica des Femur, AB die Eminentia intercondylica der Tibia, BC das vordere und AD das hintere Kreuzband. Der Bewegungsmittelpunkt des Kniegelenkes entspricht dem Kreuzungspunkt von Geschwindigkeitspol oder einfach Pol genannt. Hier ist die Geschwindigkeit der Fossa intercondylica gegenüber der Eminentia intercondylica unendlich klein. Während der Kniebeugung bewegt sich der Pol auf seiner Polkurve dorsalwärts. Je nach dem, ob Femur oder Tibia das Standglied bilden, ergeben sich zwei verschiedene Polkurven, die sich mit Zirkel und Lineal konstruieren lassen (Abb. 1 d u. e).

Konstruktion des Femurcondylus

Interessant ist eine andere Kurve, die sich aus der Bewegung der Viergelenkkette ableiten läßt. Der Ansatz von vorderem und hinterem Kreuzband an der Tibia stellt annähernd den Höhenverlauf der Gelenkfläche der Tibiacondylen dar. Bei festem Oberschenkel ist dann die Tibiagelenkfläche die Koppel. Alle Koppeln einer Kniebeugung hintereinander gezeichnet begrenzen eine Kurve, die sog. Koppelhüllkurve. Sie entspricht der Kontur der Oberschenkelcondylen (Abb. 1 f u. 2 a).

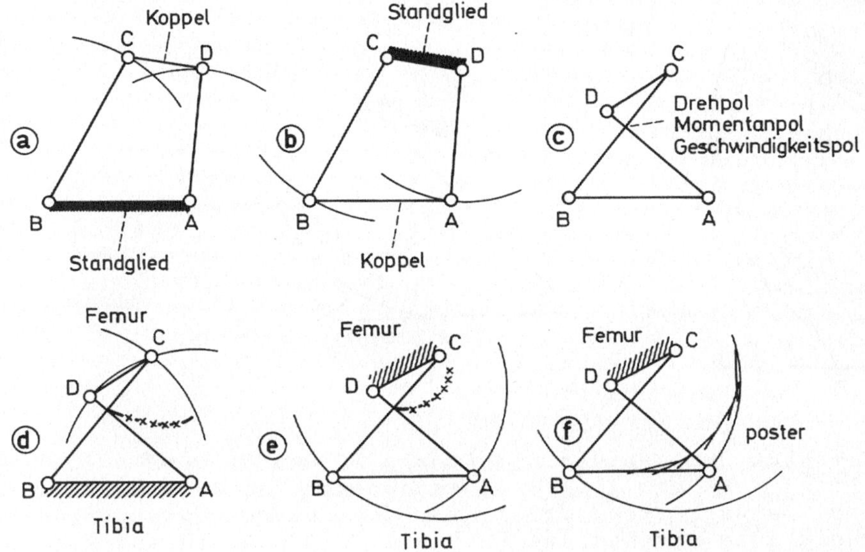

Abb. 1 a – f. (a) A B C D ist eine geschlossene, kinematische Viergelenkkette, die sich in der Papierebene bewegt. Wenn AB das unbewegliche Standglied ist, bewegen sich alle Punkte auf AD und BC auf Kreisen um A bzw. B. Die Punkte von CD, der Koppel, bewegen sich (bis auf Punkt C und Punkt D) auf Koppelkurven, die keine Kreisbahnen sind, (b) Jedes Glied der Viergelenkkette kann das Standglied sein, (c) Diese gekreuzte, geschlossene Viergelenkkette entspricht dem anatomischen Bau der Kreuzbänder (AB Eminentia intercondylica, BC vorderes Kreuzband, AD hinteres Kreuzband, DC Fossa intercondylica). Die Bewegungsachse des Knies geht durch den Pol, den Kreuzungspunkt der Kreuzbänder, (d, e) Je nachdem ob Tibia oder Femur das Standglied bilden, entstehen bei Bewegung verschiedene Polkurven, (f) Wenn die Tibia gegen das feststehende Femur bewegt wird, ergeben die successiv gezeichneten Koppeln eine Koppelhüllkurve

Kontaktpunkte – Rollen und Gleiten

Ein weiterer Schritt ist möglich. Alle Punkte der Koppel haben eine Momentangeschwindigkeit, die senkrecht zum Momentanzentrum gerichtet ist. Da die Geschwindigkeit im femoro-tibialen Kontaktpunkt der Richtung der Tibiagelenkfläche entspricht, folgt daraus, daß der Kontaktpunkt immer senkrecht unter dem Momentanpol, also senkrecht unter der Kreuzung der Kreuzbänder liegen muß. Man kann also durch Konstruktion der Polkurve den jeweiligen femoro-tibialen Kontaktpunkt verschiedener Beugestellungen geometrisch bestimmen, indem man die Normale vom Pol auf die Koppel fällt. Wenn man die Kontaktpunkte auf der Tibia nacheinander aufträgt, (Abb.2) zeigt sich die für das Kniegelenk typische Kombination von Gleiten und Rollen, mit der die unterschiedlich langen Gelenkflächen von Femur- und Tibiacondylus in Kontakt gebracht werden. Ein vollständiges Rollen ist nie vorhanden. Bei vollständigem Rollen wären die Abstände zwischen zwei Kontaktpunkten an Tibia- und Femurgelenkfläche gleich. Das trifft am Kniegelenk nur in den ersten

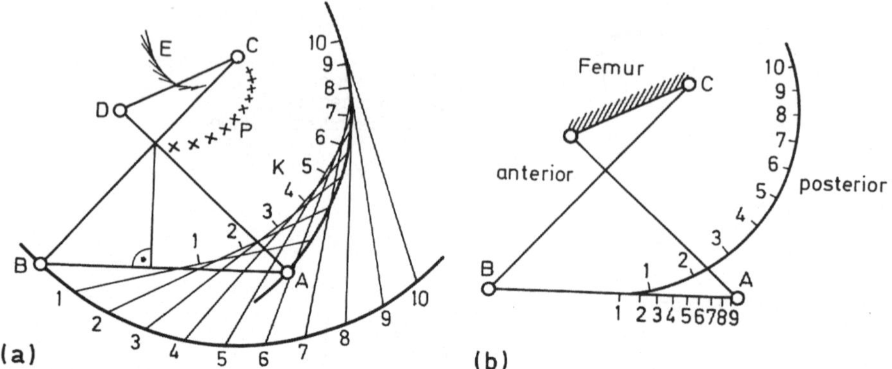

*Abb. 2. (a) Zwischen den Kreisen mit Radius BC und AD wurden 10
verschiedene Positionen der Koppel AB gezeichnet. Es entsteht die
Koppelhüllkurve K entsprechend der Kontur des Femurcondylus. Die
10 entsprechenden Pole ergeben die Polkurve P. Die Kontaktpunkte
der Koppel werden durch die Normale zum zugehörigen Pol bestimmt.
Die Verlängerung der Normalen ergibt die Evolute E (Linie der
Krümmungsmittelpunkte des Femurcondylus), (b) Wird die Länge der
Koppel bis zum Kontaktpunkt in den verschiedenen Beugestellungen
successive auf AB aufgetragen, ergeben sich die korrespondierenden
Punkte an Femur und Tibia. Die nach dorsal eng zusammenrückenden
Kontaktpunkte des Tibiacondylus zeigen ein Überwiegen der Gleit-
vorgänge in der Hocke an*

Phasen der Beugung angenähert zu. Bei zunehmender Beugung rücken
die Kontaktpunkte am Tibiacondylus immer enger zusammen. Bei vollständigem Gleiten gäbe es an der Tibia nur einen Kontaktpunkt.

Die Krümmungsmittelpunkte des Femurcondylus

Weiterhin kann man geometrisch die Krümmungsmittelpunkte des
Femurcondylus bestimmen. (Das ist nicht identisch mit dem Momentanpol des gesamten Systems.) Dazu braucht man nur die Kontaktpunkte über die zugehörigen Pole zu verlängern. Die Linien schnei-
den sich in einer Kurve, der sog. Evolute (Abb. 2a). Die Verteilung der Kontaktpunkte und der Verlauf der Evolute entsprechen
weitgehend den am anatomischen Präparat gefundenen Verhältnissen
(5).

Wir sehen, Bänder und Konturen des Kniegelenkes sind durch die
Gesetze der ebenen Kinematik zu einer funktionellen Einheit verbunden. Und so verblüffend es erscheint, man kann aus der Kinematik der Kreuzbänder zumindest in bestimmten Positionen des
Kniegelenkes rein geometrisch auch die Seitenbänder konstruktiv
ableiten (15). Damit ist das Kniegelenk durch seine 4 großen
Bänder regelrecht verspannt. wobei der Kreuzpunkt dieser ver-
spannten Bänder die Momentanachse des Kniegelenkes darstellt
(Abb. 3).

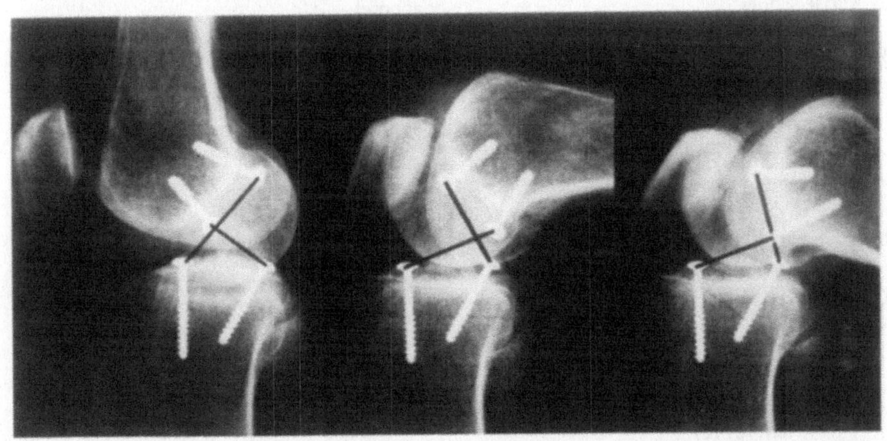

Abb. 3. Die Kinetik der Kreuzbänder. Die Kreuzbandansätze wurden durch Schraubenköpfe markiert. In Streckstellung zeigt sich die Position der Viergelenkkette von Abb. 1 und Abb. 2. Die Winkelbewegung jedes Kreuzbandes ist erheblich geringer als die des Femur

Anatomisch-funktionelle Bemerkungen

Die femoro-tibialen Weichteilverbindungen, die zu den passiven Stabilisatoren des Kniegelenkes zu rechnen sind, liegen mehr auf der Rückseite des Gelenkes, während der hauptsächliche dynamische Stabilisator, der Quadriceps, sich auf der Vorderseite befindet (Abb. 4). Neben den bekannten Hauptbändern, unter denen besonders das hintere Kreuzband als zentraler Stabilisator herausragt (12, 7), sind in letzter Zeit die sog. Kapselbänder in den Vordergrund gerückt. Dazu gehören die tiefe Schicht des Innenbandes, die den Innenmeniscus fixiert und besonders die Außenrotation stabilisiert (17). Dazu gehört auch die dorso-mediale Kapselschale, die vor allem den medialen Femurcondylus, aber auch den medialen Tibiacondylus bandartig umspannt und wesentlich zur medialen Stabilität beiträgt (3, 8, 17). Bei den Franzosen heißt sie "coque condylienne", für die Amerikaner ist es das "posterior oblique ligament" - nicht zu verwechseln mit dem Lig. popliteum obliquum, das eine Fortsetzung des Semitendinosus ist und bandartig das ebenfalls schon kräftige dorsale Kapselband verstärkt.

Auch postero-lateral ist eine solche bandartige Kapselschale zwischen Femur- und Tibiacondylus vorhanden. Sie wird jedoch von der Popliteussehne durchbrochen. Das laterale Kapselband läßt sich wie medial in eine meniscofemorale und eine meniscotibiale Portion unterteilen. Hierzu kommen auf der Außenseite die oberflächlichen Ausläufer des Tractus iliotibialis. Er trägt zur passiven Stabilisierung insofern bei, als er über das Septum intermusculare laterale mit dem distalen Femur verbunden ist. Die Kapselbänder haben einen ähnlichen Gesamtquerschnitt wie die 4 Hauptbänder.

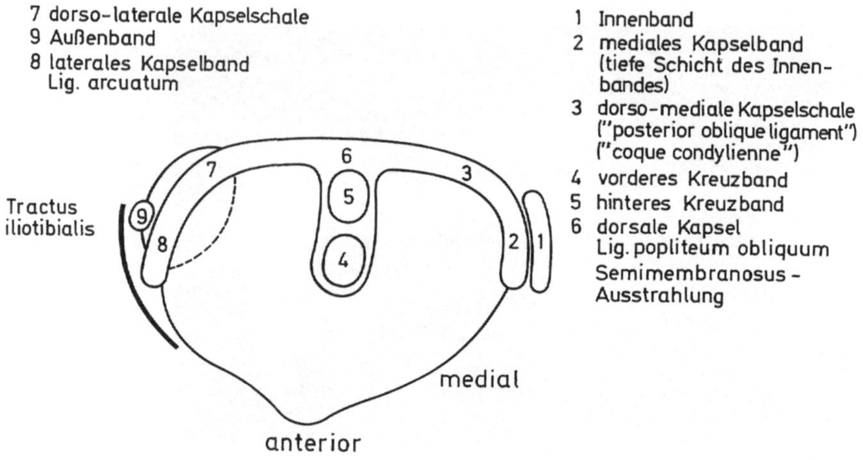

Abb. 4. Schematische Darstellung der passiven Stabilisatoren in einer Aufsicht der rechten Tibiagelenkfläche. Die passiven Stabilisatoren umfassen den gesamten Umfang der dorsalen Kniehälfte. Die Kapselbänder erfüllen wichtige Stabilisierungsfunktionen

Das gesamte passive Stabilisierungssystem ist in der Überstreckung gespannt, in der Beugung verlieren das Außenband, die hinteren Kapselbänder und der hintere Anteil des Innenbandes ihre Spannung. Der vordere Anteil des Innenbandes bleibt dagegen während der gesamten Beugung gespannt. Die Streckspannung der Kreuzbänder vermindert sich bei Beginn der Beugung und nimmt in voller Beugung unter Verwindung der Fasern wieder zu (1, 2).

Pathophysiologie der Bandinstabilität

Die Pathophysiologie der Kniebänder ist bisher auf verschiedene Weise untersucht worden.

1. Quantitativ durch direkte Messung der Bandspannung unter pathologischen Bedingungen mit Hilfe von Dehnungsmeßstreifen. Hier existieren Ergebnisse von ENGIN und KORDE (4), die bei Varus- und Valgusdeformität von 2,5 und 5° und steigenden axialen Belastungen die Collateralbandspannung prüften. Lediglich bei Valgusfehlstellung von 5° nahm die Spannung des Innenbandes bei steigender Last stärker zu. Bei anderen Bedingungen (Valgus $2,5^{O}$, Varus $2,5^{O}$ und 5°) änderte sich die Collateralbandspannung bei zunehmender axialer Last nur gering.

2. Qualitativ mit experimentell erzeugten Verletzungen. Diese Leichenexperimente wurden bereits von HÖNIGSCHMIED 1877 begonnen und in 2 Variationen ausgeführt. Einerseits wurden definierte Traumen, wie Überstreckung, Rotation usw. gesetzt, und dann die verletzten anatomischen Strukturen beschrieben.

Zum anderen wurden umgekehrt mit dem Messer definierte Bandverletzungen gesetzt und in Beziehung zum Stabilitätsverlust
gesetzt (1, 3, 6, 11).

Wir haben an 16 frisch entnommenen Kniebandpräparaten ohne erkenn-
bare frühere Bandverletzungen oder andere Erkrankungen mit Hilfe
eines Extensionsgerätes gehaltene Röntgenaufnahmen angefertigt.
Die Kniebandpräparate wurden an Rundhölzer montiert. Der mediale
und laterale Tibiacondylus wurden gesondert markiert. Unter bestimmten Fragestellungen wurden die einzelnen passiven Stabilisatoren des Kniegelenkes schrittweise chirurgisch durchtrennt.
Jeder Schritt wurde röntgenologisch festgehalten. Pro Kniegelenk
wurden bis zu 40 Röntgenaufnahmen angefertigt.

Die isolierten Bandinstabilitäten - Isolierte Kreuzbandläsionen

Isolierte Instabilitäten sowohl des vorderen als auch des hinteren
Kreuzbandes sind möglich (11, 14). Bei der experimentellen Durchtrennung des vorderen Kreuzbandes wird die vordere Schublade um
2 bis 6 mm verstärkt (n = 3), die hintere um 13 bis 15 mm (n = 2).
Der Anschlag wird dann durch den peripheren Kapselbandapparat gebildet (Abb. 5). Varus, Valgus und Überstreckung bleiben unver-
ändert. Erst die Durchtrennung des hinteren Kapselbandapparates
und besonders des hinteren Anteiles des Innenverbandes verstärken
die passive Überstreckung. Die isolierte Verletzung, besonders
des vorderen Kreuzbandes, kann klinisch nahezu vollständig ver-
borgen bleiben.

Isolierte Seitenbandläsionen

Isolierte Verletzungen der Seitenbänder kommen nur beim Varus-
bzw. Valgustrauma oder beim Rotationstrauma vor (10), entsprechend
dem Hebelgesetz, wonach die Peripherie der größten Belastung ausgesetzt ist.

Die Valgusinstabilität. Verletzungen des gesamten medialen Kapselbandapparates bedingen erheblich größere mediale Instabilitäten
als isolierte Innenbandverletzungen. In Nachahmung des reinen
Valgustrauma läßt sich experimentell die Zunahme der Instabilität
bei schrittweiser Durchtrennung in der Reihenfolge Innenband, mediales Kapselband, dorso-mediale Kapselschale, vorderes Kreuzband
objektiv darstellen (Abb. 6). Diese Reihenfolge wird auch beim
natürlichen Valgustrauma eingehalten. Durchtrennt man beispielsweise das mediale Kapselband und die dorso-mediale Kapselschale vor
dem Innenband, so ist der Stabilitätsverlust gering. Nach Verletzung des Innenbandes stellt die dorso-mediale Kapselschale dagegen
einen wichtigen Stabilisator dar. Nach Durchtrennung der medialen
Strukturen werden beide Kreuzbänder zu Valgusstabilisatoren. Den
anatomischen Verhältnissen zufolge müßte beim Valgustrauma das
hintere Kreuzband vor dem vorderen reißen. Es setzt ja am medialen
Femurcondylus an. Die Praxis zeigt jedoch, daß bei medialen Zerreißungen das vordere Kreuzband infolge einer oft beteiligten
Außenrotationskomponente weit häufiger mitverletzt ist als das
hintere Kreuzband (z.B. unhappy triad). Solange die Kreuzbänder

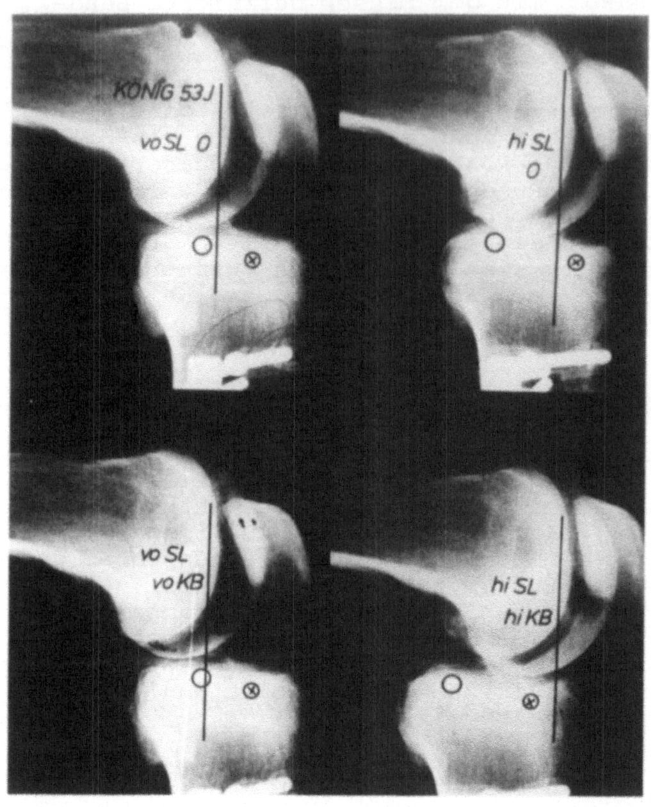

Abb. 5. vo SL O - vordere Schublade, Knie intakt; hi SL O - hin-
tere Schublade, Knie intakt; vo SL vo KB - vordere Schublade,
vorderes Kreuzband durchtrennt; hi SL hi KB - hintere Schublade,
hinteres Kreuzband durchtrennt; Kreis mit Kreuz - medialer
Tibiacondylus; Kreis ohne Kreuz - lateraler Tibiacondylus.
Die Beweglichkeit des lateralen Tibiacondylus (gemessen gegen die
Senkrechte von der Verlängerung der ventralen Femurcorticalis über
die Fossa intercondylica) ist am intakten Kniegelenk größer als
die des medialen Tibiacondylus. Die Durchtrennung des vorderen
Kreuzbandes führt zu einer Gesamtverschiebung der Tibia um 3,5 mm
nach vorn. Die Durchtrennung des hinteren Kreuzbandes verschiebt
die Tibia um 13 mm nach hinten, wobei der laterale Tibiacondylus
sich stärker bewegt. Medialer bzw. lateraler Tibiacondylus wurden
isoliert um je 3 kg nach ventral bzw. dorsal gezogen

intakt sind, wird die Valgusinstabilität durch Innenrotation gemindert und durch Außenrotation vermehrt. Die Entlastung der dorsalen Strukturen in leichter Kniebeugung vermehrt die Aufklappbarkeit am intakten und verletzten Knie gleichermaßen Abb. 6).

<u>Die Varusinstabilität.</u> Der laterale Kapselbandapparat reagiert auf
Varusbelastung ähnlich wie der mediale auf Valgusbelastung. Auch
hier werden bei einem reinen Varustrauma nacheinader Außenband,
laterales Kapselband, dorso-laterale Kapselschale verletzt, wobei
Popliteussehen und Bicepssehne mitzerrissen werden können. In

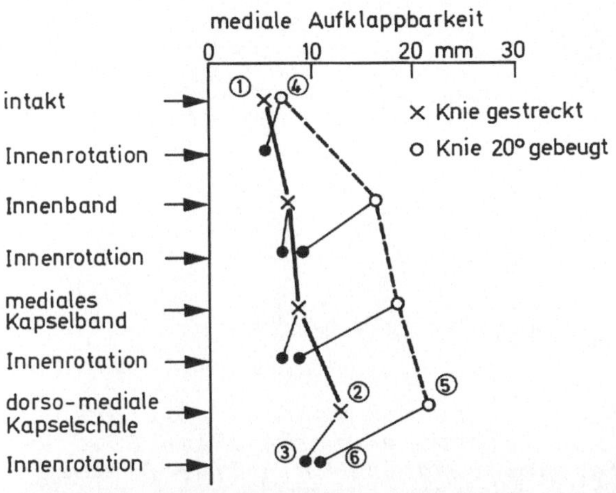

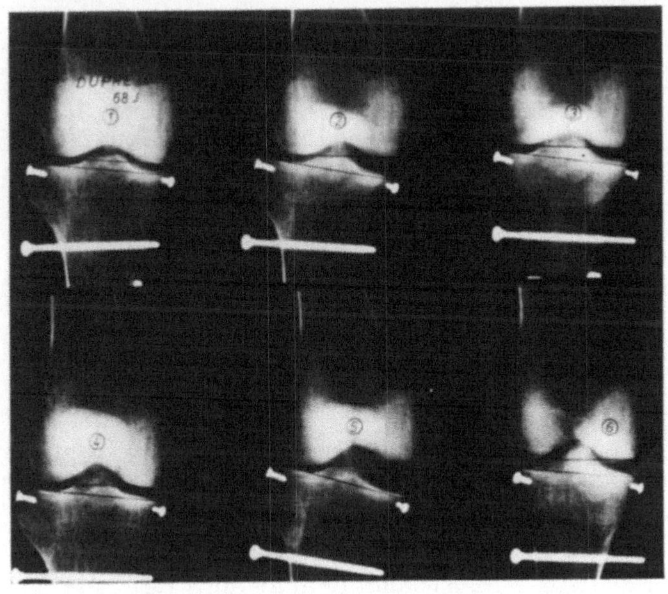

Abb. 6. Valgusinstabilität bei schrittweiser Druchtrennung von Innenband, medialem Kapselband und dorso-medialer Kapselschale, geröntgt in Neutralposition und Innenrotation des Unterschenkels, in voller Streckung und leichter Beugung. Varusbelastung 6 kg. Bei leichter Kniebeugung kommt die Instabilität stärker zum Vorschein. Jedoch auch in voller Streckstellung nimmt die mediale Aufklappbarkeit mit Ausdehnung der medialen Läsion zu. Die Innenrotation stabilisiert das Kniegelenk in allen Positionen (3 gegeüber 2 bei gestrecktem Knie, 6 gegenüber 5 bei leicht angebeugtem Knie). Die Numerierung der Röntgenserie entspricht den im Schema angegebenen Ziffern

allen Phasen wird der pathologische Varus durch Entlastungsstellung im Kniegelenk vermehrt (Abb. 7), durch Innenrotation vermindert und durch Außenrotation wiederum verstärkt.

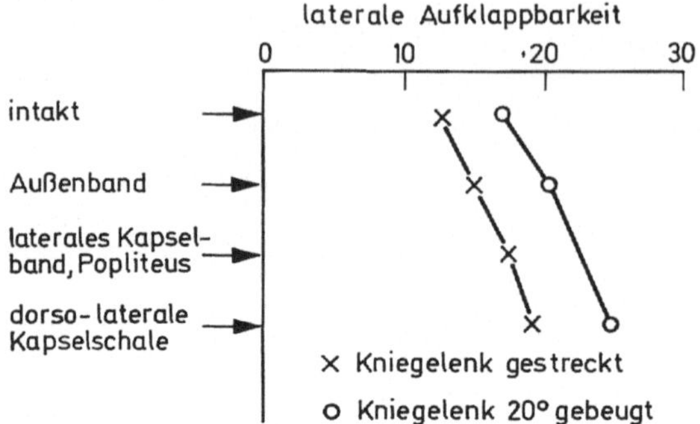

Abb. 7. Varusinstabilität. Ähnlich wie beim Innenband verstärkt leichte Kniebeugung die laterale Aufklappbarkeit in allen Stadien der lateralen Läsion. Eine Differenzierung ist in voller Streckstellung und leichter Beugestellung möglich

Zur Untersuchungstechnik der seitlichen Instabilität

In neutraler Position des Unterschenkels wird die seitliche Stabilität des Kniegelenkes bei intaktem und lädiertem Bandapparat durch leichte Kniebeugung gegenüber der vollen Streckung vermindert. Es erfolgt jedoch in leichter Beugung und in voller Streckung eine der Läsion entsprechende Zunahme der Instabilität. Es ist deshalb möglich, den Innenband- und Außenbandapparat in Streckung sowie leichter Beugung zu untersuchen, wenn man mit dem unverletzten Knie vergleicht (Abb. 6 u. 7). Auf leichte Außenrotationsstellung sollte geachtet werden.

Die Rotationsinstabilität

Das normale Kniegelenk hat seinen Drehpunkt für Innen- und Außenrotation im Bereich des medialen Femurcondylus neben der Eminentia intercondylica (18, 19). Er wird garantiert durch den gesamten Kapselbandapparat. Entsprechend der medialen Lage des Drehpunktes sind lateraler Kapselbandapparat und lateraler Tibiacondylus bei Rotation mobiler als der mediale Kapselbandapparat und der mediale Tibiacondylus. Das Ausmaß der Rotation ist individuell unterschiedlich. Bei 90° Kniebeugung kann es bis zu 90° betragen (17), wovon der größte Teil auf die Außenrotation und diese wiederum mehr auf die Dorsalbewegung des lateralen, weniger auf die Ventralbewegung des medialen Tibiacondylus zurückzuführen ist.

Nach Bandverletzungen kann sich dieser Drehpunkt ändern. SLOCUM und LARSON (18) haben einen Test zur Prüfung der antero-medialen Rotationsinstabilität angegeben (Abb. 8). Dieser Test stellt eine modifizierte vordere Schublade dar. Die vordere Schublade wird zunächst in 30° Fußinnenrotation ausgeführt (Pos. I). In dieser Position läßt sich auch bei durchtrenntem medialem Kapselbandapparat und durchtrenntem vorderem Kreuzband keine massive vordere Schublade auslösen. Sofern der dorso-laterale Kapselbandapparat und das hintere Kreuzband erhalten sind. Dagegen deckt

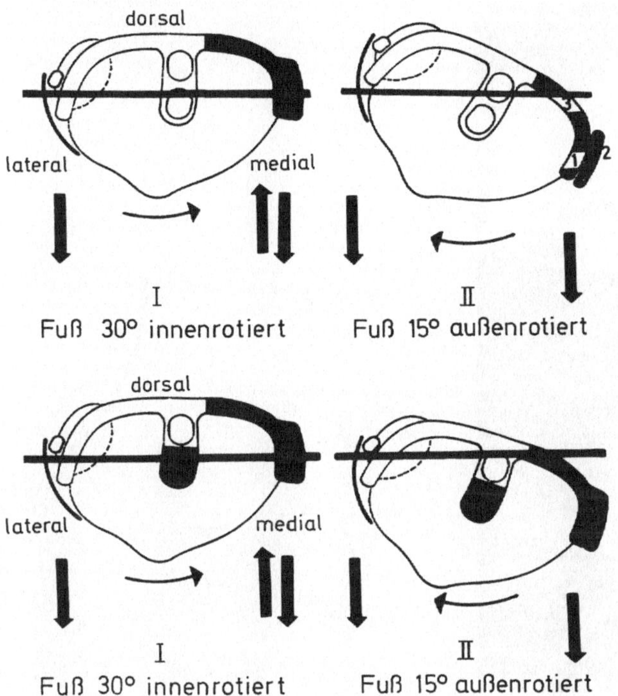

Abb. 8. Test der Außenrotationsinstabilität nach SLOCUM und LARSON. Die vordere Schublade wird in 2 Positionen der Unterschenkelrotation ausgeführt (I und II). In Position I wird durch Innenrotation des Unterschenkels der Zug am medialen Tibiacondylus neutralisiert. Die vordere Schublade kann dann nur bei Instabilität der dorso-lateralen Strukturen ausgelöst werden. In Position II wird bei Läsionen des medialen Kapselbandapparates (re. oben, Reihenfolge beim Außenrotationstrauma 1 - 2 - 3) lediglich eine verstärkte Außenrotation möglich. Erst bei zusätzlicher Läsion des vorderen Kreuzbandes (re. unten) kann eine echte Rotationsschublade erzeugt werden

die vordere Schublade in 15° Fußaußenrotation (Pos. II) vordere Instabilitäten des medialen Kapselbandapparates auf. Dabei wird der mediale Tibiacondylus zunehmend nach der Schwere des Außenrotationstraumas, also in der Reihenfolge mediales Kapselband - Innenband - hintere Kapselschale - vorderes Kreuzband, nach vorne verschoben. Nach SLOCUM und LARSON ist dies der empfindlichste Test für die antero-mediale Instabilität und allein in der Lage, die isolierte Durchtrennung des medialen Kapselbandes beim Außenrotationstrauma aufzudecken, bei der ja die Valgusstabilität erhalten bleibt. Man darf sich aber nicht darüber hinwegtäuschen, daß es sich bei diesem Test, solange das vordere Kreuzband nicht zerstört ist, legidlich um eine vermehrte Außenrotation des medialen Tibiacondylus um nahezu denselben Drehpunkt wie am intakten Knie handelt (Abb. 9, Abb. 11). Eine deutliche Verschiebung der Rotationsachse nach lateral und eine massive vordere Schublade

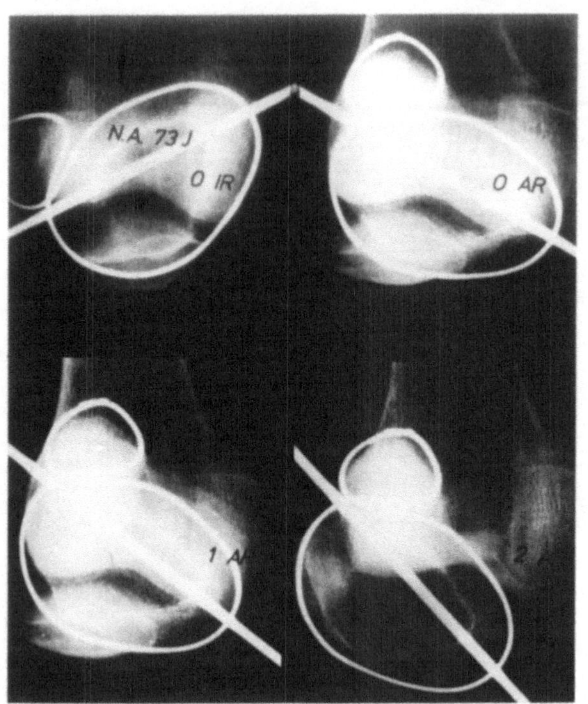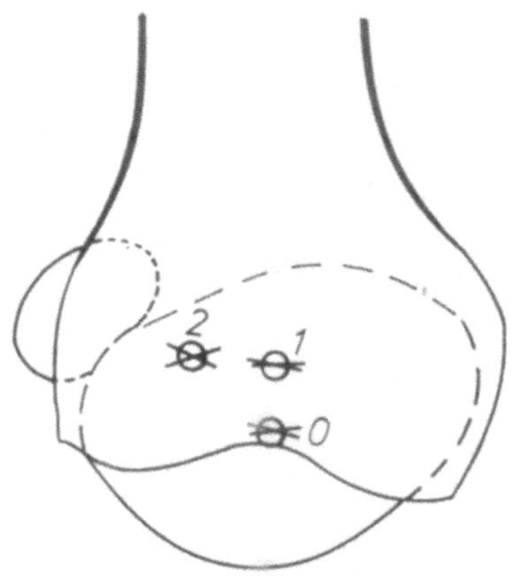

*Abb. 9. Rechtes Knie 90° gebeugt, cranio-caudal auf die Tibia-
gelenkfläche geröntgt. Tibia- und Fibulaquerschnitt durch Draht
markiert. Tibiaquerachse durch Steinmann-Nagel markiert.
0 intaktes Knie; 1 Innenbandapparat durchtrennt; 2 zusätzlich
vorderes Kreuzband durchtrennt; IR Innenrotation; AR Außenrotation. Auf der Schemazeichnung sind die verschiedenen Drehpunkte
der Unterschenkelrotation eingetragen. Bei Läsion des gesamten
medialen Kapselbandapparates verschiebt sich der Drehpunkt nur
geringfügig, eine stärkere Lateralverschiebung tritt erst bei
Durchtrennung des vorderen Kreuzbandes auf*

tritt erst bei Durchtrennung des vorderen Kreuzbandes auf und
dann ist es relativ gleichgültig, ob der Unterschenkel in Normal-
position oder Außenrotation gehalten wird, er rollt von selbst
in Außenrotation, es entsteht die Rotationsschublade. Dagegen
vermag forcierte Innrotation die vordere Schublade weitgehend
zu verhindern, da der Zug am medialen Tibiacondylus durch die
Innenrotation neutralisiert wird und die Kraft der vorderen
Schublade lediglich am äußeren (stabilen) Tibiacondylus angreifen
kann (Pos. I).

Die Komplexinstabilitäten

Alle Instabilitäten in 2 Richtungen, bei denen seitliche Instabilität mit einer Rotationsschublade kombiniert sind, werden nach
dem Vorschlag von NICHOLAS Komplexinstabilitäten genannt. Alle
diese Instabilitäten sind auf massive Bandzerreißungen zurück-

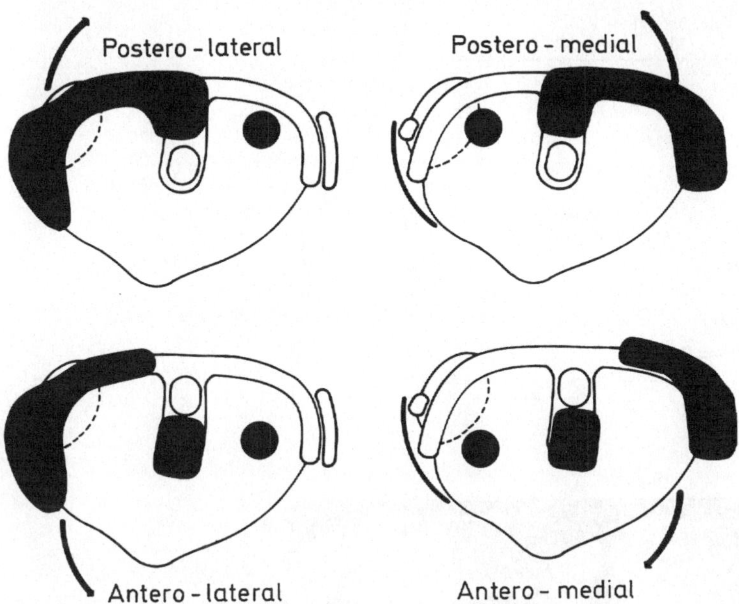

Abb. 10. Die vier verschiedenen Komplexinstabilitäten nach NICHOLAS (Aufsicht der re. Tibiagelenkfläche). Schwarzer Kreis = Drehpunkt; schwarze Flächen = lädierter Bandapparat

zuführen. Man unterscheidet die häufige antero-mediale Komplex-instabilität von der postero-medialen, der antero-lateralen und der postero-lateralen Komplexinstabilität (17) (Abb. 10). Charakteristisch für die Komplexinstabilitäten ist die deutliche Verschiebung der Rotationsachse, die Varus- bzw. Valgusinstabilität sowie die vordere bzw. hintere Rotationsschublade sowie die Tatsache, daß sich die Rotationsschubladen durch geeignete Gegenrotation des Unterschenkels weitgehend stabilisieren lassen. Wir haben verschiedene Komplexinstabilitäten experimentell dargestellt (antero-mediale Instabilität n = 4, antero-laterale Instabilität n = 3, poster-mediale Instabilität n = 1) (Abb. 11). Qualitativ ergab sich Übereinstimmung.

Zusammenfassend lassen sich folgende Feststellungen treffen:

1. Das Knie wird nach den Gesetzen der ebenen Kinematik einer gekreuzten Viergelenkkette gebeugt, die geometrisch aus der Anatomie der Kreuzbänder abgeleitet werden kann.

2. Die Bewegungsachse der Kniebeugung entspricht dem Kreuzungspunkt der Kreuzbänder. Sie wandert bei Beugung von ventral nach dorsal.

3. Gelenkkonturen, Seitenbänder, Kontaktpunkte und Krümmungsmittelpunkte ordnen sich der Kinematik der Kreuzbänder unter.

4. Das System der Kapselbänder ist für die passive Stabilität des Kniegelenkes ebenso wichtig wie die 4 Hauptbänder.

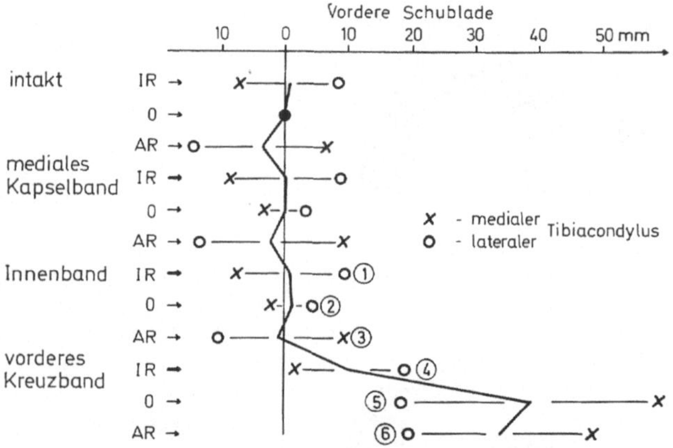

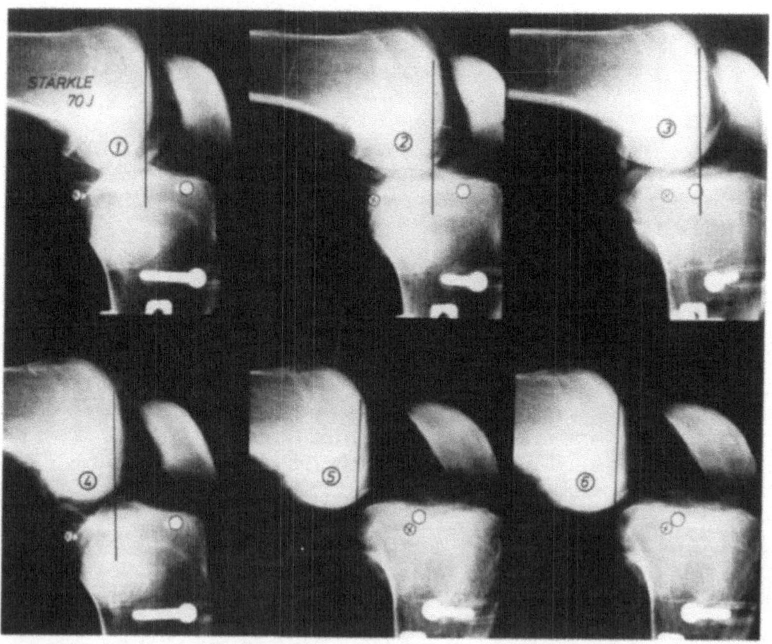

Abb. 11. *Die antero-mediale Komplexinstabilität, durch schrittweise Durchtrennung des medialen Kapselbandapparates (inclusive der dorso-medialen Kapselschale) und des vorderen Kreuzbandes erzeugt. Die Tibia wurde medial und lateral mit je 3 kg ventralwärts gezogen. IR = 20° Innenrotation des Unterschenkels (fixiert); 0 = Neutralposition (nicht fixiert); AR = Außenrotation des Unterschenkels (fixiert). Die Ventralverschiebung des medialen (x) und des lateralen (o) Tibiacondylus sind gesondert aufgetragen. Die Mittellage der Tibia (durchgezeichnete Kurve) verschiebt sich erst bei Durchtrennung des vorderen Kreuzbandes. Diese vordere Rotationsschublade (Pos. 5 und 6) kann durch Innenrotation des Unterschenkels weitgehend verhindert werden (Pos. 4). Der mediale Tibiacondylus wandert bei schrittweiser Durchtrennung des Innenbandapparates nur geringfügig nach vorn. (Die Werte auf der Kurve wurden auf die Neutralposition am intakten Knie bezogen.) Die Numerierung der Röntgenserie entspricht den auf der Zeichnung angegebenen Ziffern*

5. Der Stabilitätsverlust ist bei einer isolierten Läsion des vorderen Kreuzbandes gering.

6. Die Prüfung der Varus- und der Valgusinstabilität kann gleichermaßen in voller Streckung und leichter Beugung des Kniegelenkes Differenzierungen ergeben.

7. Alle Varus- und Valgusinstabilitäten mit Aufklappbarkeiten über 25 mm zeigen eine Kreuzbandläsion an.

8. Auch in voller Streckung und Innenrotation kann der Valgus bei einer antero-medialen Komplexinstabilität nicht stabilisiert werden.

9. Eine deutliche Verschiebung des Drehpunktes der Unterschenkelachse tritt erst bei Läsion eines Kreuzbandes auf.

10. Es gibt keine massive vordere oder hintere Schubladeninstabilität ohne Läsion des entsprechenden Kreuzbandes und mindestens eines Seitenapparates.

11. Die Außenrotationsinstabilität von SLOCUM und LARSON zeigt bei lädiertem Innenbandapparat und intaktem vorderem Kreuzband lediglich eine vermehrte Außenrotation des medialen Tibiacondylus, keine echte vordere Schublade an. Bei zusätzlich lädiertem vorderem Kreuzband tritt beim vorderen Schubladentest spontan eine Rotationsschublade ein.

12. Die Schubladenphänomene der Komplexinstabilitäten können durch geeignete Gegenrotation des Unterschenkels weitgehend stabilisiert werden.

Zusammenfassung

Aus der Anatomie der Kreuzbänder läßt sich die Mechanik des Kniegelenkes als Kinematik einer ebenen, gekreuzten, geschlossenen Viergelenkkette ableiten. Form und Krümmungsmittelpunkte der Femurcondylen sowie femoro-tibiale Kontaktpunkte ordnen sich dieser Kinematik unter.

Die Stabilisierungsfunktion der Kapselbänder ist ähnlich hoch zu bewerten, wie die der 4 Hauptbänder des Kniegelenkes.

Die Pathophysiologie der Bandinstabilität wird anhand von gehaltenen Röntgenaufnahmen bei experimentell erzeugten Bandläsionen an frisch entnommenen Kniebandpräparaten demonstriert. Es gibt keine massive Schubladeninstabilität ohne Läsion eines Kreuzbandes und eines Seitenbandapparates gleichzeitig. Es gibt keine massive Seiteninstabilität ohne Läsion eines Kreuzbandes. Es gibt keine massive Verschiebung der Achse der Unterschenkelrotation ohne Läsion eines Seitenbandapparates und eines Kreuzbandes gleichzeitig. Isolierte Verletzungen eines Seitenbandapparates führen zu verstärkter Rotationsinstabilität, aber nicht zu echten Schubladenphänomenen.

16

Literatur

1. BRANTIGAN, O.C., VOSHELL, A.F.: The mechanics of the ligaments and menisci of the knee joint. J. Bone Jt. Surg. 23, 44 (1941).
2. BURRI, C., HELBING, G., RÜTER, A.: Die Behandlung der posttraumatischen Bandinstabilität am Kniegelenk. Orthopäde 3, 184 (1974).
3. CASTAING, J., BURDIN, Ph., MONGIN, M.: Les conditions de la stabilité passive du genou. Rev. Chir. Orthop. 58, 34, Suppl. (1972).
4. ENGIN, A.E., KORDE, M.S.: Biomechanics of normal and abnormal knee joint. J. Biomechincs 7, 325 (1974).
5. FICK, R.: Handbuch der Anatomie und Mechanik der Gelenke. Jena: Fischer 1911.
6. HÖNIGSCHMIED, J.: Leichenexperimente über die Zerreißung der Bänder im Kniegelenk. Dtsch. Z. Chir. 36, 587 (1893).
7. HUGHSTON. J.C.: Knee ligament injury in athletes. J. med. Ass. Ala. 36, 243 (1966).
8. HUGHSTON, J.C., EILERS, A.F.: The role of the posterior obbique ligament in repairs of acute medial (collateral) ligament tears of the knee. J. Bone Jt. Surg. 55 A, 923 (1973).
9. Huson, A.: Biomechanische Probleme des Kniegelenkes. Orthopäde 3, 119 (1974).
10 KAPLAN, E.B.: Some aspects of functional anatomy of the human knee joint. Clin. Orthop. 23, 18 (1962).
11. KENNEDY, J.C., FOWLER, J.P.: Medial and anterior instability of the knee - an anatomical and clinical study using stress machines. J. Bone Jt. Surg. 53 A, 1257 (1971).
12. KENNEDY, J.C., GRAINGER, R.W.: The posterior cruciate ligament. J. Trauma 7, 367 (1967).
13. LANGA, G.S.: Experimental observations and interpretations on the relationship between the morphology and function of the human knee joint. Acta anat. Basel, 55, 16 (1963).
14. LILJEDAHL, S.O., LINDVALL, N., WETTERFORS, J.: Early diagnosis and treatment of acute ruptures of the anterior cruciate ligament. J. Bone Jt. Surg. 47 A, 1503 (1965).
15. MENSCHIK, A.: Mechanik des Kniegelenkes, 1. Teil. Z. Orthop. 112, 481 (1974).
16. MEYER, H.: Die Mechanik des Kniegelenkes. Arch. Anat. Physiol. wiss. Med. Müller's Archiv) 497 (1853).
17. NICHOLAS, J.A.: The five-one reconstruction for antero-medial instability of the knee. J. Bone Jt. Surg. 55 A, 899 (1973).
18. SLOCUM, D.B., LARSON, R.L.: Rotatory instability of the knee. J. Bone Jt. Surg. 50 A, 211 (1968).
19. STEINDLER, A.: The mechanical analysis of the knee joint. In: Thomas C.C., Ed.: Kinesiology of the human body. Chap. 2, p. 330-340. Springfield/Ill.: Ch.C. Thomas 1955.
20. STRASSER, H.: Lehrbuch der Muskel- und Gelenkmechanik, Bd. III. Berlin: Springer 1917.

Entstehung und Diagnostik der frischen Bandverletzung

U. Holz und S. Weller

Die Kniebänder als passive Elemente limitieren und richten die dynamischen Kräfte der angreifenden Muskelgruppen unter physiologischen Belastungen sehr kontrolliert. Die tonisierte syn- und antagonistisch koordinierte Muskulatur - insbesondere der Muskulus quadriceps - ist auch in der Lage, große Belastungen aufzufangen, wenn sie im Bereich des regulären Bewegungsausschlages von Beugung und Streckung und zugehöriger Rotation des Unterschenkels auftreten. Störungen des dynamischen Gleichgewichtes bei Lähmungen, überraschende, auf nicht tonisierte Muskulatur einwirkende Kräfte, und forcierte Hyperextension, Rotation sowie Ab- und Adduktion im Sinne der direkten oder indirekten Gewalteinwirkung sind die Hauptursache der Verletzungen der passiven oder statischen Stabilisatoren des Kniegelenkes, zu denen folgende Elemente gerechnet werden können:

Seitenbänder - Kreuzbänder - Dorsaler Kapselbandapparat - Menisci.

Die enge funktionelle Verbindung ligamentärer und muskulärer Strukturen ist dafür verantwortlich, daß seltener streng isolierte, als vielmehr kombinierte Verletzungen vorkommen. Die dann entstehende Komplexinstabilität um eine horizontale und vertikale Achse, also Verschiebung und Rotation, wurde in neuerer Zeit in den Vordergrund der Pathophysiologie der Instabilität des Kniegelenkes gerückt (SLOCUM, O'DONOGHUE, NICHOLAS, FICAT, TRILLAT).

Die diagnostischen Schwierigkeiten des differenzierten Einordnung der frischen Bandläsion kommen in der vagen Sammeldiagnose einer "Distorsion des Kniegelenkes" deutlich zum Ausdruck. Pathologisch-anatomisch verbergen sich hinter diesem Begriff in Abhängingkeit von der Intensität der einwirkenden Kraft drei wesentliche Verletzungsformen der Ligamente:

Zerrung - Teileinriss - Vollständige Ruptur.

Fließende Übergänge dieser Stufen sowie Begleitverletzungen an Knorpel, Knochen und Menisci ereignen sich bei Verletzungen sowohl am medialen als auch am lateralen Bandsystem.

Trotz dieser Vielschichtigkeiten der Bandverletzung sei es erlaubt, aus Gründen der Anschaulichkeit Mechanismen und Verletzungsformen einzelner Ligamente darzustellen. Es ist dabei müßig, eine Reihenfolge unter dem Aspekt der Vorrangigkeit eines Bandes einhalten zu wollen, denn die unterschiedlichsten Anschauungen über den Stellenwert der Ligamente stehen sich mitunter diametral entgegen (LEWIN).

Viel einfacher ist die Betrachtungsweise vom Standpunkt der Häufigkeit besonderer Unfallmechanismen und daraus resultierender Läsionen, die sich am inneren Kompartiment wesentlich häufiger ereignen als am äußeren. Die Verhältniszahlen liegen zwischen 15 : 1 bis 20 : 1. Die physiologische Valgus- und leichte Außenrotationsstellung zusammen mit der meist lateral einwirkenden, direkten Gewalt und entsprechender Zugentfaltung medial, analog der Entstehung der häufigen lateralen Tibiakopffraktur, erklären diese Verhältniszahl hinreichend.

Mediales Bandsystem

Zum medialen Bandsystem gehören:

Inneres Seitenband - Innerer Meniscus - Vorderes Kreuzband - Hinterer Kapselbandapparat.

Die zugehörigen dynamischen Elemente sind der Musculus satorius, Musculus gracilis, Musculus semitendinosus und Musculus semimembranosus.

Zerrungen und Teileinrisse des Seitenbandes ereignen sich überwiegend bei verstärkter Außenrotation und Valgisation des gebeugten Kniegelenkes und sind meist am femoralen Bandansatz lokalisiert. Bei erhaltener Kniestabilität ist ein typischer Druckpunkt und Dehnungsschmerz bei Abduktion im proximalen Bandanteil nachweisbar (Skipunkt). Der Teileinriß kann je nach Beteiligung der synovialen Kapsel von einem blutigen Gelenkerguß begleitet sein.

Für die Ruptur ist die Abduktion der wichtigste Parameter. Am gestreckten Bein findet man diesen Mechanismus beim Fußballspieler und bei der Stoßstangenverletzung des Fußgängers. Neben der Ruptur in verschiedener Höhe

proximal (häufig, zum Teil mit Ausriss einer Knochenlamelle) - interligamentär - distal

kommt es meist zu begleitenden Zerreißungen der meniscofemoralen oder meniscotibialen Verbindungen und zum Kapseleinriß. Die Außenrotation kann außerdem einen Meniscusriss verursachen, und in Beugestellung entsteht bei zusätzlicher Zerreißung des vorderen Kreuzbandes die vollständige Zerstörung des medialen Kompartiments. Diese Komplexverletzung - mediales Seitenband, medialer Meniscus, vorderes Kreuzband - ist von O'DONOGHUE als "unhappy triad" bezeichnet worden (Abb. 1).

Kommt es bei einer derartigen Verletzung auch zur Läsion der dorsomedial gelegenen dynamischen Stabilisatoren, so reguliert nach SLOCUM und NICHOLAS eine <u>Anteromediale Komplexinstabilität</u> mit Verschiebung der vertikalen Rotationsachse von Tibia und Femur nach außen und vorn bei gleichzeitiger Valgusinstabilität (Abb. 2).

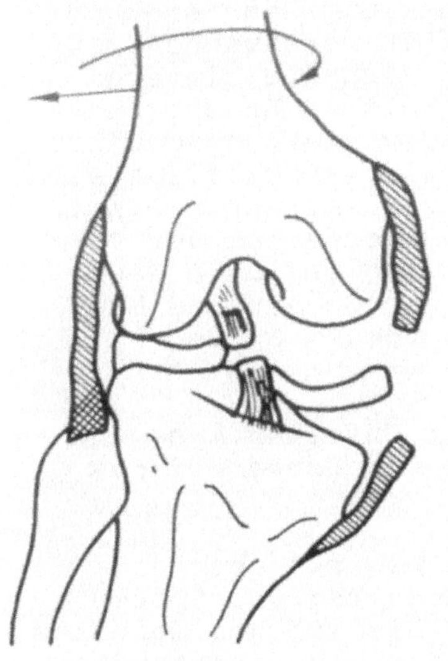

Abb. 1. *"unhappy triad":*
Innenbandriß, Innenmeniscusverletzung,
Riß des vorderen Kreuzbandes (nach
PALMER)

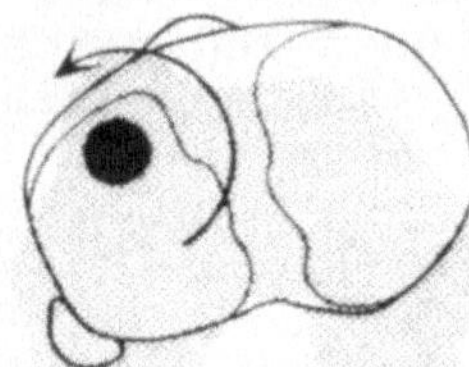

Abb. 2. Anteromediale Komplexinstabilität mit Außenrotationsdis-
lokation um eine nach vorn und außen verlagerte Drehachse

Entsprechend kann ein Trauma, das zur Hyperextension führt, oder
eine direkte Gewalteinwirkung auf die Tibia bei Neutral-Null-
oder Außenrotationsstellung des Beines eine <u>Posteromediale Kom-
plexinstabilität</u> verursachen, wobei neben der Läsion des medialen
Bandsystems das hintere Kreuzband zerrissen ist (Abb. 3).

Der komplette innere Bandriss stellt sich in einer Aufklappbarkeit des inneren Gelenkes dar. Bei der Prüfung der Seitenband-

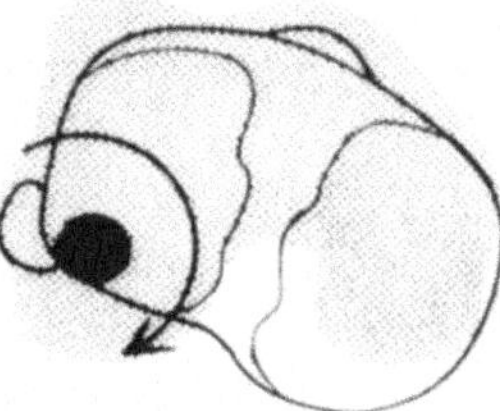

Abb. 3. Posteromediale Komplexinstabilität mit Innenrotations-
dislokation um eine nach hinten und außen verlagerte Drehachse

stabilität am Kniegelenk in voller Streckstellung kann eine unversehrte hintere Kapsel eine Seitenstabilität vortäuschen. In
Beugestellung von etwa 20 bis 30° entspannt sich die hintere
Kapsel, die Instabilität kann erst dadurch voll in Erscheinung
treten. Hinweise für die begleitende Meniscusverletzung gewährt
der Kompressionsschmerz am inneren Gelenkspalt. Kapselrisse sind
für den blutigen Erguß verantwortlich, der bei kleineren Einrissen zum prallen Hämarthros mit klassischem Balottement der Patella führt. Große Kapseleinrisse erlauben eine Drainage des
blutigen Ergusses in die Zwischenschichten der Sehnen und Muskeln, so daß sogar vom trockenen Gelenk gesprochen wurde
(TRILLAT).

Der fehlende Erguß verführt bei ungenügender Unfallanalyse und
oberflächlicher Untersuchung zur Mißdeutung des Schweregrades
der Verletzung.

Die Drainage des Ergusses in die Weichteile bewirkt aber eine
diffuse, weiche Schwellung der periarticulären Region. Später
sind Petechien oder Ekchymosen über der Medialseite des Gelenkes
zu erkennen. Der Druckschmerz am Ligament oder eine tastbare
Lücke in der Kapsel sollten stets Anlass dazu sein, neben den
Standard-Röntgenaufnahmen, auf denen lediglich knöcherne Bandausrisse zu erkennen sind, auch gehaltene Aufnahmen im Vergleich
zur gesunden Seite anzufertigen (Abb. 4). Narkoseuntersuchungen
sind selten erforderlich.

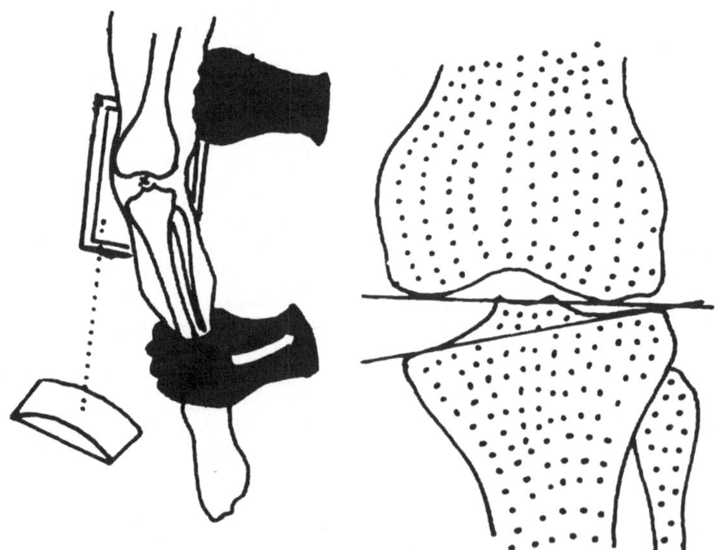

*Abb. 4. Gehaltene Aufnahme zur Prüfung der Innenbandstabilität
(stets im Vergleich zur Gegenseite)*

Als unteres Richtmaß der pathologischen Aufklappbarkeit werden
5 mm bzw. 10° angegeben. Komplette Rupturen des inneren Bandsystems weisen meist mehr als 15 mm Distanz auf. Die von BÖHLER

angegebenen Richtlinien der konservativen Therapie mit einer
Dauer der Ruhigstellung im Gipsverband in Abhängigkeit vom Grad
der Aufklappbarkeit haben keine allgemeine Gültigkeit mehr. Durch
experimentelle Untersuchungen ist herausgestellt worden, daß die
langzeitige Immobilisation zwar eine längengerechte Ausheilung
der Bänder ermöglicht, daß aber sowohl die Narbe als auch das
übrige Band elastische Eigenschaften verlieren, die schwerlich
von der Muskulatur zur Gänze kompensiert werden (NOYES et al.,
BURRI, ARNOLD).

Kreuzbänder

Isolierte Kreuzbandrisse sind sehr selten.

Meist werden sie in Verbindung mit Einrissen der dorsalen Knie-
gelenkskapsel oder aber bei den kombinierten Läsionen des medialen
oder lateralen Bandsystems angetroffen. Beide Kreuzbänder ergän-
zen sich in der Zügelung der Rotationsbewegung bei Beugung und
Streckung sowie in der anteiligen Stabilisierung gegen seitliche
Verschiebungen. Die vornehmste Aufgabe des vorderen Kreuzbandes
ist die Kontrolle der Vorwärtsgleit- und Außenrotationsbewegung
der Tibia gegen den Femur. Es ist in Extension am stärksten gespannt. Entsprechend sind vordere Kreuzbandläsionen am ehesten
bei Gewalteinwirkungen auf die Patella- oder Femurrolle am hyper-
extendierten Bein oder bei forcierter Außenrotation anzutreffen.
Neben der Läsion der hinteren Kapsel ist die Meniscusschädigung
eine häufige Begleitverletzung (SMILLIE).

Am hinteren Kreuzband wird die größte Spannung bei Flexion und
Innenrotation erreicht. Demzufolge resultieren Rupturen in Beugestellung bei gewaltsamer Verschiebung des Tibiakopfes nach hinten.

Die hintere Kreuzbandruptur ist selten. Einen geeigneten Unfall-
mechnismus stellt beispielsweise die Stauchung am Armaturenbrett
bei Verkehrsunfällen dar.

Bei der Kreuzbandruptur werden drei Lokalisationen unterschieden:

am tibialen Ansatz (mit und ohne Knochenausriß
am femoralen Ansatz (mit und ohne Knochenausriß
im mittleren Bandabschnitt.

TRICKEY berichtete über 17 hintere Kreuzbandrupturen, die alle
am tibialen Ansatz und 13 x zusammen mit einem Knochenfragment
ausgerissen waren.

Das vordere Kreuzband reißt am femoralen Ansatz etwa doppelt so
häufig wie am tibialen.

Die Diagnose der Kreuzbandruptur gründet sich auf die Analyse
des Unfallmechanismus, das stets vorhandene Hämarthros und den

klinischen Test des Schubladenphänomens, das auch röntgenologisch dokumentiert werden kann und in Rechtwinkelstellung des Kniegelenkes geprüft wird (Abb. 5). Ohne gleichzeitigen hinteren Kapselriß ist die Schubladenverschieblichkeit gering (CASTIN <u>et al</u>.). In diesen Fällen ist ein vorderer Kreuzbandriß schwierig vom Meniscusriss zu differenzieren. Die Schonhaltung des Kniegelenkes in leichter Beugung und der blutige Erguß ist bei beiden Verletzungen gemeinsam. Knöcherne Bandausrisse sind bereits auf den Übersichtsaufnahmen gut zu erkennen.

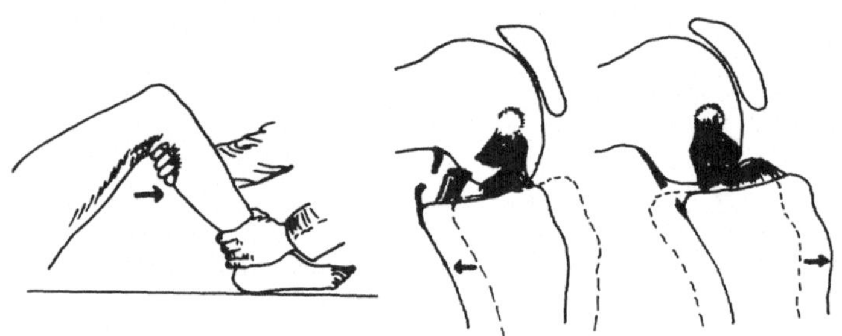

Abb. 5. Schubladenphänomen zur Prüfung der hinteren und vorderen Kreuzbandstabilität

Laterales Seitenband

Die Ruptur des lateralen Seitenbandes ist selten.

Das Band ist in der Beugung gelockert und damit den Rotationskräften in Flexionsstellung weniger ausgesetzt als das mediale Bandsystem. Bicepssehne und Tractus ileo-tibialis sind außerdem starke dynamische Stabilisatoren. Forcierte Adduktionsbewegungen als Unfallmechanismus sind seltener.

Beim isolierten Bandriß - oft mit Knochenausriß vom Fibulaköpfchen (Abb. 6) - oder bei der Dehnung fehlt der blutige Gelenkserguß, da keine feste Verbindung zur Gelenkkapsel besteht. Häufigste Begleitverletzung ist die Zerrung oder Kontinuitätsdurchtrennung des Nervus peronaeus. Schwerste Adduktion- und Innenrotationstraumen können zur Komplexinstabilität des Gelenkes führen, die in Analogie zur Läsion an der Medialseite entsprechend der Lokalisation ihres Drehpunktes als <u>Anterolaterale Komplexinstabilität</u> bezeichnet wird (Abb. 7). Die betroffenen statischen Stabilisatoren sind:

Außenband - Außenmeniscus - Vorderes Kreuzband.

Die zugehörigen dynamischen Elemente sind:

Musculus biceps femoris - Musculus popliteus - Tractus ileo-tibialis.

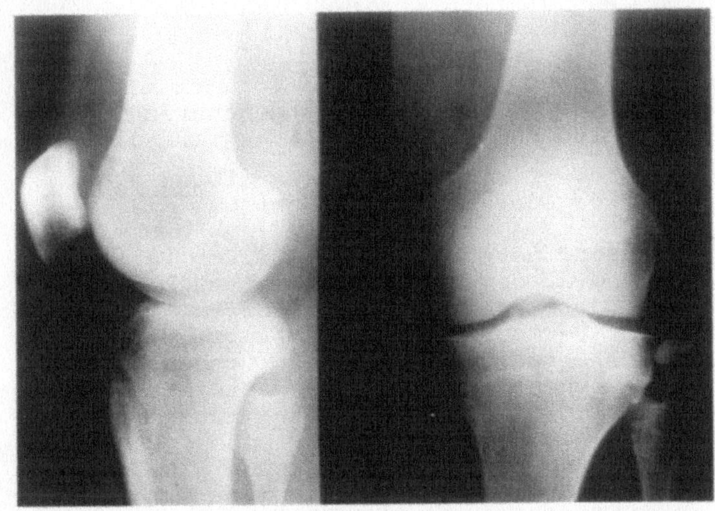

Abb. 6. Knöcherner Ausriß des lateralen Seitenbandes vom Fibula-köpfchen

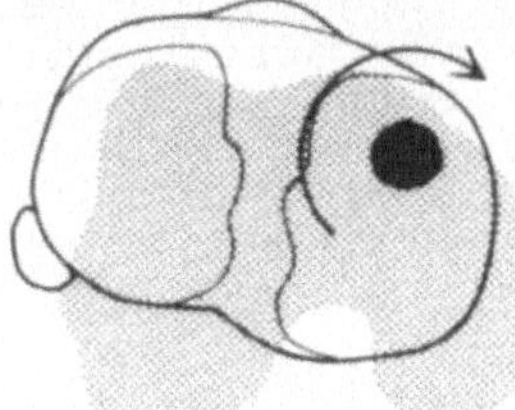

Abb. 7. Anterolaterale Komplexinstabilität mit Innenrotations-dislokation um eine nach vorn und innen verlagerte Drehachse

Aus der forcierten Verschiebung der Tibia nach dorsal in Neutral-Null- oder Innenrotationsstellung kann eine <u>Posterolaterale Komplexinstabilität</u> durch Läsion des hinteren Kreuzbandes, des Außenbandes sowie der dorsolateralen dynamischen Stabilisatoren entstehen. Diese Verletzung zeichnet sich durch ein hinteres Schubladenphänomen zusammen mit einer abnormen Außenrotationsbewegung der Tibia um eine nach innen und hinten verschobene Drehachse aus. (Abb. 8).

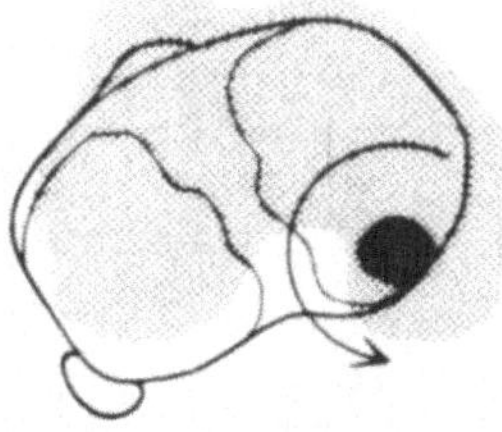

Abb. 8. Posterolaterale Komplexinstabilität mit Außenrotations-dislokation um eine nach hinten und innen verlagerte Drehachse

Seltene Verletzungen

Über die "unhappy triad" hinaus können schwerste Traumen mit kombinierter Abduktion und Rotation der Tibia zur sogenannten "unhappy pentad" führen. Dabei sind folgende Strukturen zerstört:

Beide Kreuzbänder - Mediales und Laterales Collateralband - Hintere Gelenkkapsel - Medialer oder Lateraler Meniscus.

Bei der Kniegelenksluxation sind neben den kombinierten Verletzungen an Bändern, Menisci und an der Kapsel zumeist auch muskuläre Elemente der Medial- oder Lateralseite betroffen. Die ursächlichen, schweren Traumen (Verkehrsunfälle, Absturz, Verschüttung) führen zu Luxationsstellungen des Schienbeins gegenüber dem Femur nach vorn, hinten, außen und innen, zu deren Mischformen, sowie zur Rotationsluxation. Die klinische und röntgenologische Diagnostik bereitet keine Schwierigkeiten. Dehnungs- oder Druckschäden der Arteria poplitea und der Nerven sind häufige Begleitverletzungen. Unter den Kompressionsschäden der Arterien steht die hintere Kniegelenksluxation neben den supracondylären Humerus- und Femurfrakturen an vorderster Stelle.

Die Beurteilung der frischen Bandverletzung basiert auf der klinischen und röntgenologischen Untersuchung. Die erweiterte Kniegelenksdiagnostik - Arthroskopie, Arthrographie und Arthrotomographie - ist hier nicht angezeigt.

Literatur

1. BAUMGARTL, F.: Das Kniegelenk. Berlin-Göttingen-Heidelberg: Springer 1974.
2. HOCHULI, R., MATTER, P.: Zur Behandlung frischer Binnenläsionen des Kniegelenkes. Chirurg 35, 319 (1964).
3. INGWERSEN, O.S., Van LINGE, B., Van RENS, Th.J.G., RÖSINGH, G.E., VERAART, B.E.E.M.J., Le VAY, D.: The Knee joint. Recent advances in bsic research and clinical aspects. Exerpta Medica. Amsterdam: American Elsevier 1974.
4. KAMPRAD, F., HASERT, V.: Traumatische Kreuzbandveränderungen und ihre Darstellung im Röntgenbild. Beitr. Orthop. 19, 419 (1972).
5. LEWIN, Ph.: The Knee. Philadelphia: Lea und Febiger 1952.
6. Müller, W.: Das Kniegelenk des Fussballers (seine Beanspruchung und seine Schäden). Z. Orthop. 3, 193 (1974).
7. NICHOLAS, J.A.: The five - one Reconstruction for Anteromedial Instability of the Knee. J. Bone Jt. Surg. 55 A, 899 (1973).
8. O'DONOGHUE, D.H.: Surgical treatment of fresh Injuries to the Major Ligaments of the Knee. J. Bone Jt. Surg. 32 A, 721 (1950).
9. SLOCUM, D.B., LARSON, R.L.: Rotatory Instability of the Knee. J. Bone Jt. Surg. 50 A, 211 (1968).
10. SMILLIE, I.S.: Injuries of the Knee Joint. Edinburgh: E. u. S. Livingstone 1951.

11. TRICKEY, E.L.: Rupture of the posterior cruciate ligament of
    the Knee. J. Bone Jt. Surg. 50 B, 334 (1968).
12. WELLER, S., KÖHNLEIN, E.: Die Traumatologie des Kniegelenkes.
    Stuttgart: Thieme 1962.

Therapie frischer Bandverletzungen

G. Muhr, H. Tscherne und W. Hesse

Die Behandlung frischer Bandverletzungen beruht auf dem Prinzip
der Wiederherstellung bzw. des Erhaltens der Gelenkstabilität.

Aus diesem Grunde darf die Ausheilung ligamentärer Traumen nicht
ohne eine sorgfältige Pflege des umgebenden Muskelmantels vor
sich gehen. Von Fall zu Fall ist abzuwägen, welche Bedeutung die
verletzte Struktur entsprechend ihrem Läsionsgrad für das Gesamt-
gelenk hat, und auf welchem Wege die rasche Ausheilung des Schadens erreicht werden kann.

Die Stadieneinteilung in Zerrung, Überdehnung und Riß kommt den
indikatorischen Überlegungen weitgehend entgegen. lange Immobili-
sierungszeiten des Muskelschwundes wegen zu vermeiden und dennoch
optimale Spätresultate zu erzielen.

Imponieren zwar schwere Bandschäden spektakulär bezüglich Sympto-
matik und Therapie, so sind doch ca. 84 % aller Kniebandverletzungen Zerrungen bzw. Überdehnungen (4) und somit schon aufgrund
ihrer Häufigkeit bedeutungsvoll. Welche Empfehlungen zur Behandlung dieser einfachen Läsionen sind nun zu geben?

Leichte Bandzerrungen werden durch elastische Bandagen und anal-
getisch-antiphlogistische Maßnahmen für 8-14 Tage zur Abheilung
gebracht.

Ist trotz Bandstabilität ein begleitender Kniegelenkserguß mit
entsprechender Schmerzsymptomatik vorhanden, wo wird nach Punktion im gespaltenen Gipsverband immobilisiert. 48-72 Std später
erhält der Patient einen Gehgips für 10-14 Tage. Diese Hülse muß
gut anmodelliert und an den Rändern gepolstert, in einem Winkel
von 160-170° angelegt werden. Findet sich dieser Befund bei einem
vorgeschädigten Gelenk, wo wird nur 4-5 Tage ruhiggestellt, um
keine Muskelinsuffizienz zu provozieren. In allen Fällen ist nach
der Gipsabnahme besonders auf das muskuläre Training zu achten;
der Patient sollte deshalb noch für 2-3 Wochen in Kontrolle bleiben.

Die bei der Überdehnung, wenn auch gering vermehrte Aufklappbarkeit behindert eine exakte Abgrenzung vom Bandriß. Nicht allein
Band-, sondern auch Kapselläsionen schaffen fließende Übergänge,
die jenes objektivierbare Kriterium zur Differenzierung erfordern,
was bei den indikatorischen Überlegungen mitentscheiden muß.

An unserer Klinik wird daher die seitliche Aufklappbarkeit des verletzten Gelenkes gegenüber dem gesunden um mehr als 3° als Operationsindikation angesehen (7).

Überdehnungen, die nicht in diese Kategorie fallen, werden nach evtl. notwendiger Punktion 4-6 Wochen im Gipsverband immobilisiert.

Bei vermehrtem radiologischen Klaffen eines Gelenkspaltes als Zeichen akuter Instabilität tritt die konservative Therapie mit ihren Ruhigstellungszeiten bis zu 16 Wochen ganz in den Hintergrund. Trotz der ungleich schwierigeren und diffizilen operativen Behandlung hat sich diese aus folgenden Gründen durchgesetzt:

1. Primär operativ versorgte Bandverletzungen haben kürzere Heilungs- und Behandlungszeiten als verzögerte oder konservative Therapiemaßnahmen.

2. Die einwandfreie Adaptation der Bandstümpfe verhindert Defektheilungen und verbessert damit die Prognose wesentlich. Die durch muskuläre Kompensation überspielte Insuffizienz nach konservativer Therapie führt auf die Dauer immer zu Instabilität und Spätschaden.

3. Nur durch die operative Freilegung der betroffenen Strukturen kann das volle Ausmaß des Schadens, auch an Nachbargebilden wie Meniscen und Knorpel, erkannt werden.

4. Die Möglichkeit des Gelenkgipsverbandes nach BURRI verbessert die Frühergebnisse und damit die Prognose durch Reduktion der Immobilisierungsschäden entscheidend.

5. Bei zusätzlichen Osteosynthesen an der verletzten Extremität wird durch die Bandnaht die funktionelle Nachbehandlung nur unwesentlich beeinträchtigt.

Um die Vorteile des operativen Verfahrens voll auszunützen, müssen hinsichtlich der Technik einige Hinweise Beachtung finden:

1. Die möglichst frühzeitige operative Versorgung von Bandverletzungen hat unbedingten Vorrang. Rasche Degeneration an den Bandstümpfen erschwert die verzögerte Naht bzw. verhindert sie schon nach 2 Wochen. "Jeder Tag, der zwischen Unfall und Operation vergeht, vermindert den Erfolg des Ergebnisses" (6).

2. Jede operative Revision wird in pneumatischer Blutsperre durchgeführt.

3. Die Naht der Bandenden hat mit feinem atraumatischen, möglichst resorbierbaren Material bei subtiler Technik zu erfolgen. Kräftige Nähte verbessern keineswegs die Stabilität, sondern beeinträchtigen die ohnehin schlechte Versorgung des bradytrophen Gewebes und führen häufig zu hartnäckigen Granulombeschwerden.

4. Die transossäre Reinsertion periostal abgerissener Bandenden erscheint an der schlecht vascularisierten Corticalis ungenügend. Bessere Chancen bietet das spongiöse Wirtsbett, wo das Bandende unter einer Knochenlamelle verklemmt werden kann (Abb. 1). Größere ossäre Bandausrisse können einfach durch

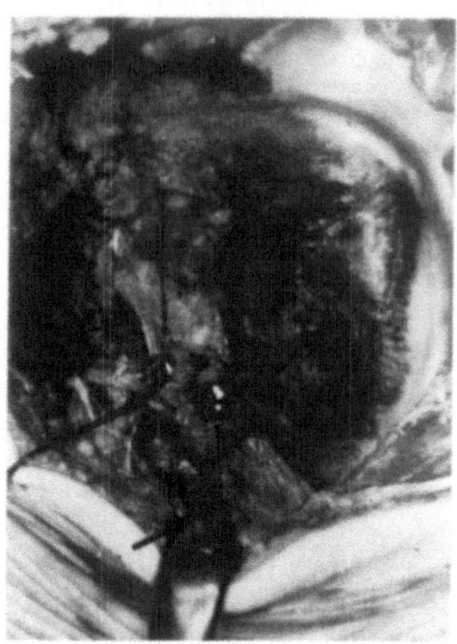

Abb. 1. Verklemmen des periostal abgerissenen, mit Fäden armierten Seitenbandes (Pfeile) unter einer mit Schrauben fixierten Corticalislamelle

Metallimplantate, wie Drähte oder Schrauben, stabil versorgt werden.

5. Massive ligamentäre Auffaserungen oder gar Banddefekte erzwingen eine zusätzliche Sicherung durch gestielte oder freie Transplantate.

6. Mitverletzungen der übrigen Binnenstrukturen werden zugleich versorgt. Dies bedeutet, daß abgelöste, sonst intakte Menisci möglichst durch Reinsertion zu erhalten sind; Knorpelflaces sollten bei entsprechender Größe replantiert werden.

7. Liegen Frakturen vor, so erfolgt die Osteosynthese vor der Bandversorgung.

Neben diesen grundsätzlichen Richtlinien gilt der Frage des Zuganges und der Technik das Hauptaugenmerk.

Isolierte <u>Seitenbandschäden</u> können im allgemeinen problemlos dargestellt werden. In Erinnerung wäre folgendes zu rufen:

Die Incision beginnt oberhalb der femoralen Epicondylen und verläuft senkrecht zur Knieachse in Richtung Schienbein bzw. Wadenbeinköpfchen.

An der Innenseite ist es wichtig, den oberflächlichen wie tiefen Bandanteil zu revidieren, wobei das Gelenk inspiziert wird. Danach werden die Bandenden in der vorher empfohlenen Weise versorgt, wobei oftmals eine zusätzliche Raffung notwendig erscheint.

Bei ungenügender oder unmöglicher Versorgung kommen plastische
Verfahren in Betracht, wobei in erster Linie gestielten Transplantaten (z.B. Gracilisplastik) gegenüber freien Verfahren (z.B.
Cutisstreifen) der Vorrang zu geben ist. Bei Operationen am
äußeren Seitenband sollte immer der Nervus peronaeus freigelegt
werden, zumal nach Traumen nicht so selten eine Dekompression
notwendig werden kann. Die Versorgung der Bandläsion geschieht,
je nach Art und Lokalisation, analog der Innenseite durch Adaptationsnähte, Reinsertion oder Osteosynthese (Abb. 2). Als Hilfs-
plastiken wären die distal gestielte Bicepssehne oder der Cutisstreifen zu nennen.

Immer müssen die vorliegenden Kapselverletzungen sorgfältig versorgt werden. Nur durch die knöcherne Verankerungsnaht der am
Schienbeinkopf abgerissenen Partien lassen sich spätere Rotationsinstabilitäten vermeiden.

Isolierte Kreuzbandverletzungen sind selten. Auch hier sollte
nach eindeutiger Diagnose nicht mit einer klaren Indikationsstellung gezögert werden. Konservativ behandelt werden nur un-
verschobene knöcherne Verletzungen, ohne klinische Instabilitäts-
symptome. In allen anderen Fällen ist die operative Revision angezeigt.

Eröffnet wird das Gelenk von einem parapatellaren Zugang aus. Gelegentlich kann bei Verletzungen des hinteren Kreuzbandes auch
eine popliteale Incision notwendig werden. Auch hier werden Bandrisse durch zarte Nähte adaptiert und gleich den abgerissenen
oder knöchern ausgerissenen Bändern durch Bohrkanäle in ihrer
Verlaufsrichtung unter Spannung reinseriert. Die zum Durchzug angelegten Kanäle dürfen nicht so eng sein, um ein Straffen zu verhindern, zu große Löcher verzögern dagegen die Revascularisation.
Nur große Fragmente können direkt oder indirekt durch Zugschrauben stabilisiert werden (Abb. 3, 4). Unbedingt zu beachten ist,
daß bei Versorgung des vorderen Kreuzbandes das gebeugte Kniegelenk in hinterer Schublade gehalten wird und umgekehrt.

Kann ausnahmsweise das Kreuzband nicht wiederhergestellt werden,
so bevorzugen wir gestielte Transplantate aus dem Ligamentum
patellae nach den Techniken von BRÜCKNER-JONES (2, 5) bzw.
AUGUSTINE (1).

Massive Instabilitäten, die auf kombinierte Rupturen der Gelenkstrukturen hinweisen, bedürfen besonders sorgfältiger Revision.

Zur Freilegung bietet eine parapatellare Längsincision, die auf
Höhe des Gelenkspaltes nach dorsal abknicken kann, Übersicht auf
Gelenk und seitliche Band- bzw. Kapselstrukturen. Medial sind
hier die Äste des Nervus saphenus zu beachten, da sie bei Durch-
trennung weniger störende Hypaesthesien als vielmehr schmerzhafte
Neurome bilden können.

Die Versorgung des "polytraumatisierten" Kniegelenkes geschieht
analog den Richtlinien bei Einzelläsionen. Das schwierigste Problem bietet hier die Luxation mit Zerreißen sämtlicher stabilisie-
render Gebilde. Trotz einwandfreier Technik ist die Prognose un-

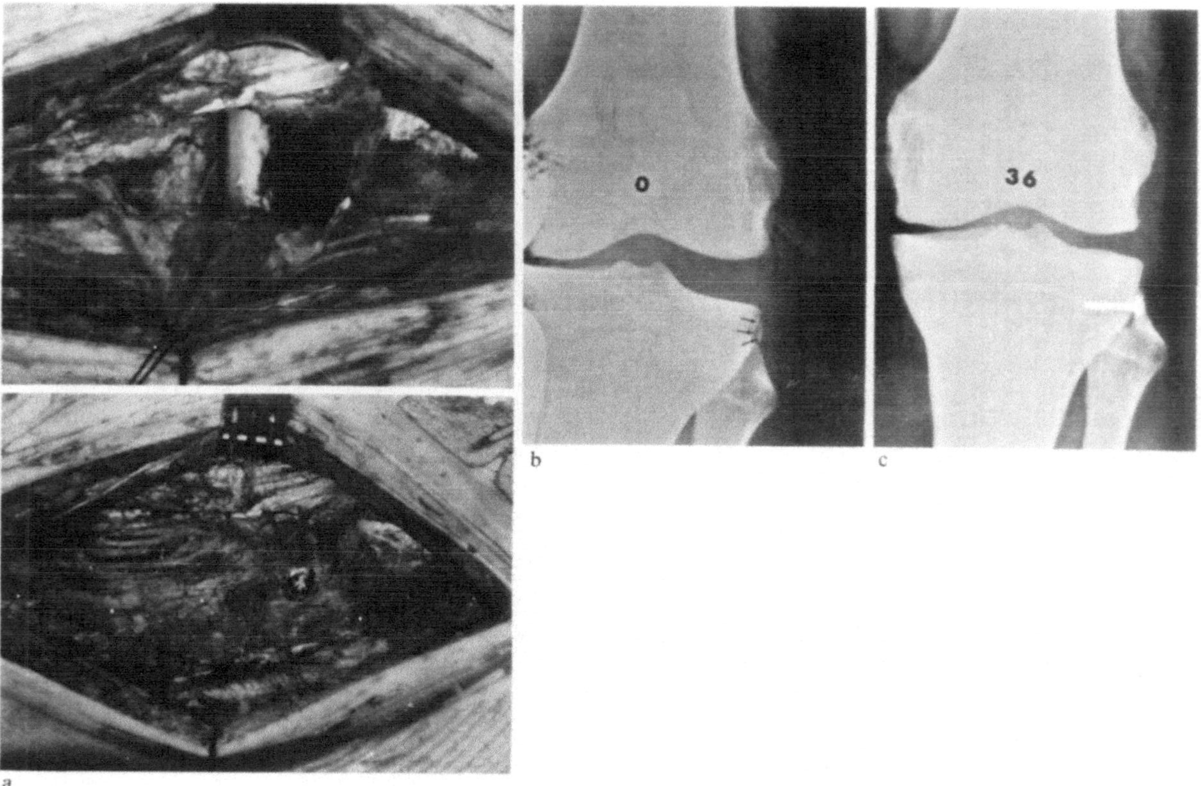

Abb. 2. Nach Sportverletzung (Fußball) knöcherner Riß des äußeren Kapsel-Bandapparates, Kreuzbandabriß vorne, Innenmeniscusläsion und Knorpelschaden (b), Primärversorgung mit Verschraubung (a) der lateralen Ruptur, Kreuzbandreinsertion und Knorpelrevision. Nach 36 Wochen stabile Gelenkverhältnisse (c)

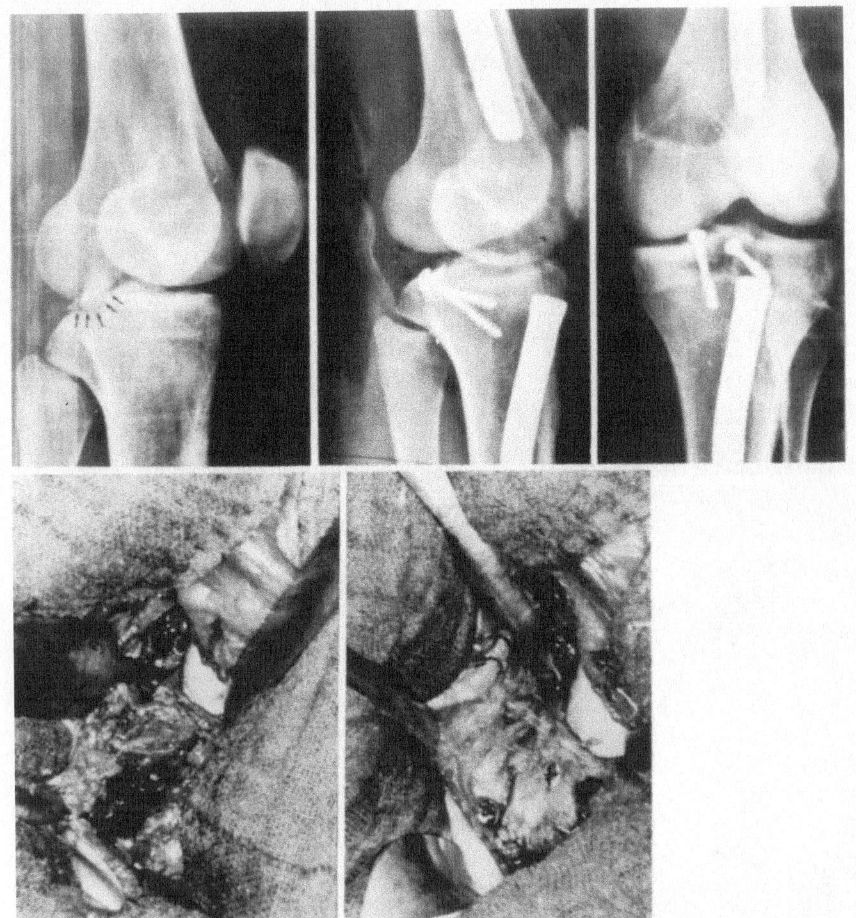

Abb. 3. Polytraumatisierter Patient mit offenem Unterarmbruch rechts, Oberschenkelbruch rechts, Unterschenkelbruch rechts, Fersenbeinbruch links, Wirbelbruch und knöchernem hinterem Kreuzbandausriß rechts (a). Nach Osteosynthese der Extremitätenfrakturen offene Reposition des dislocierten Fragmentes (b) und Verschraubung (c)

zu widmen. Neben akuten Gefäßschäden können Intimaeinrisse erst nach einigen Tagen durch Thrombosierung in Erscheinung treten. Bei weit offenen Zerreißungen, die von der Weichteildestruktion her eine erhebliche pflegerische Problematik bieten, haben wir mit gutem Erfolg die Ruhigstellung mit äußeren Spannern durchgeführt.

Nach jeder Arthrotomie wird für 12-24 Std ein intraarticuläres Drain zur Verhinderung eines Hämarthros eingelegt und nach Wundverschluß ein Druckverband mit Gipsschiene bei 140-160° verabreicht.

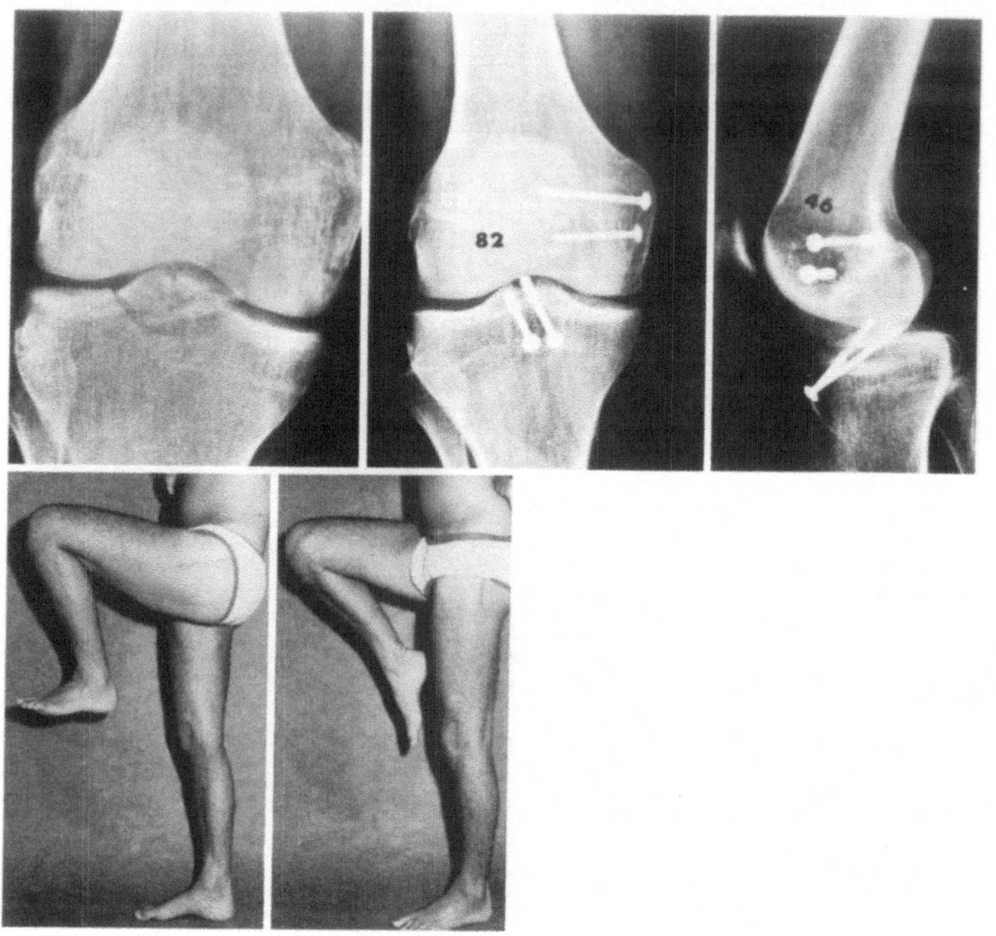

Abb. 4. Durch Verkehrsunfall neben stumpfer Bauchverletzung, Unterkieferbruch, Oberarmbruch links und Hüftpfannenbruch links knöcherne Ausrisse des medialen Seitenbandes und des Kreuzbandhöckers rechts (a). Primäre Versorgung unter anatomischer Rekonstruktion durch Zugschrauben (b). Nach 1 1/2 Jahren seitengleiche Funktion (c)

Wie stellen sich nun unsere Ergebnisse dar?

Vom 1.7.71 - 31.12.74 wurden 37 Patienten mit frischen Bandverletzungen einer operativen Behandlung unterzogen. Nachuntersucht werden konnten 29, bei 6 war der Aufenthalt unbekannt, 2 waren erkrankt. Während je 4 mal ein Arbeits- bzw. häuslicher Unfall zugrundelag, waren 13 mal Sportverletzungen und 16 mal Verkehrsunfälle die Ursache.

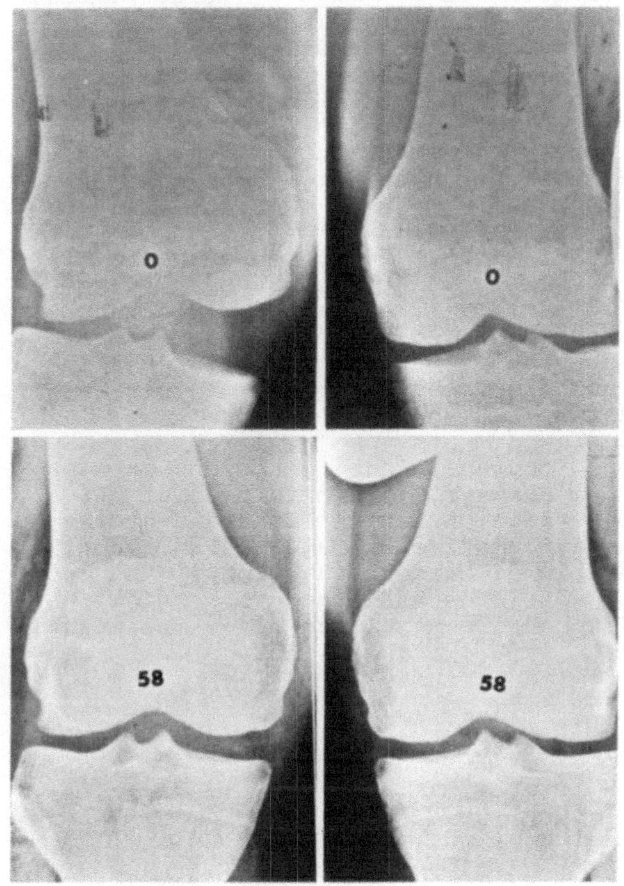

Abb. 5. Kombinationstrauma mit Riß des inneren Seitenbandes, der vorderen Kapsel und beider Kreuzbänder am rechten Knie durch Kollision beim Fußballspiel. Primäre Band-Kapselversorgung durch Adaptationsnähte bzw. Reinsertion. Nach 1 Jahr stabiles Gelenk bei gehaltener Aufnahme

16 mal lagen einfache Bandverletzungen vor, bei 21 Patienten fanden sich Kombinationsschäden, davon 10 Polytraumen. In 6 Fällen war das Gelenk luxiert, darunter 2 weit offene Zerreißungen.

Bei der Versorgung wurden 13 mal adaptierende Bandnähte durchgeführt. 12 transossäre Fixationen, 9 Schraubenosteosynthesen und 1 Plastik waren zur Stabilisierung erforderlich. 2 mal wurden bei den offenen Zerreißungen zusätzlich äußere Spanner angelegt.

Während 35 mal der postoperative Verlauf komplikationslos war, infizierten sich die beiden offenen Luxationen. Um eine vitale Gefährdung zu vermeiden, mußte in einem dieser Fälle eine Arthrodese durchgeführt werden; der zweite Infekt heilte mit geringen funktionellen Einbußen ab.

Von den nachuntersuchten 29 Fällen war 27 mal eine volle Stabilität bzw. nur eine unbedeutende Lockerung zu finden. Dagegen stehen eine Arthrodese und eine grobe Instabilität.

22 dieser Patienten zeigten freie Beweglichkeit bzw. eine minimale
endgradige Beugehemmung. In 4 Fällen fand sich ein Streckdefizit
von maximal 10 Grad oder eine Beugehemmung von maximal 50 Grad.
2 mal lagen starke Motilitätsbehinderungen vor, 1 mal eine Arthrodese.

Bei der Gesamtbeurteilung finden sich 20 sehr gute und gute Ergebnisse, 6 mal konnte das Resultat objektiv und subjektiv zufriedenstellend bezeichnet werden. Die 3 Patienten mit schlech-
tem Ergebnis verteilen sich auf einen Polytraumatisierten mit
langer Liegezeit, auf eine übersehene Bandläsion mit grober Instabilität und schließlich auf die Arthrodese, mit der der Patient jedoch sehr zufrieden ist.

Die immer wieder überraschende therapeutische Inkonsequenz nach
gestellter Diagnose sollte bei Bandverletzungen unbedingt vermieden werden. Gute Ergebnisse nach operativer Behandlung gibt
es nur bei Primärversorgung, atraumatischen Materialien, subtiler
Technik und konsequenter funktioneller Nachbehandlung. Wenn auch
vor allem bei Luxationen ein absolutes Spätergebnis schwierig
zu erreichen ist, so sind dennoch die Resultate denen konservativer oder plastischer Maßnahmen weit überlegen (Abb. 5).

Literatur

1. AUGUSTINE, R.W.: The Unstable Knee. Amer. J. Surg. 92, 380
   (1956).
2. BRÜCKNER, H.: Eine neue Methode der Kreuzbandplastik. Chirurg
   37, 413 (1966).
3. BURRI, C., HELBING, G., RÜTER, A.: Die Behandlung der posttraumatischen Bandinstabilität am Kniegelenk. Orthopäde 3,
   184 (1974).
4. JONASCH, E.: Das Kniegelenk. Berlin: Walter de Gruyter 1964.
5. JONES, K.-G.: Reconstruction of The Anterior Cruciate Ligament. J. Bone Jt. Surg. 45 A, 925 (1963).
6. O'DONOGHUE, D.H.: Treatment of Injuries to Athletes. Philadel-
   phia-London-Toronto: Saunders 1970.
7. TSCHERNE, J., SZYSZKOWITZ, R.: Verletzungen der Gelenke und
   paraartikulären Gewebe. In: Chirurgie der Gegenwart. München-
   Berlin-Wien: Urban und Schwarzenberg 1974.

Nachbehandlung nach Kniebandverletzungen

W. Spier und C. Burri

BÖHLER und seine Schule vertraten und vertreten zum Teil auch
heute noch eine rein konservative Therapie der frischen Kniebandverletzungen. Die Ruhigstellung im Gipsverband ist dabei
Kernstück der Behandlung. Die Dauer der Immobilisation wird vom
Ausmaß der Aufklappbarkeit bestimmt. Je nach Weite des Gelenkspaltes forderte BÖHLER (1) das Tragen einer Gipshülse bis zu
16 Wochen. Bei Patienten über 40 Jahre ist unter die Gipshülse
ein kurzer Zinkleimverband anzulegen. Das Knie ist in leichter
Beugung von 10-15° zu immobilisieren, eine Forderung, die wir
nach unseren experimentellen Erfahrungen nicht bestätigen können.
BÖHLER und JONASCH (5) stellen heraus, daß es auch nach lang-
dauernder Ruhigstellung nicht zu Quadricepsatrophien kommt, wenn
der Patient mit dem Gips gegangen ist und isometrische Spannungs-
übungen gemacht hat.

Wir konnten diese Feststellung nicht bestätigen und sind der An-
sicht, daß zur Beseitigung der Bewegungseinschränkung und zur
Stärkung des Musculus quadriceps nach konservativer Ruhigstellung
eine gezielte aktive Übungsbehandlung besonders wichtig ist.

BÖHLER (1) empfiehlt das von ihm entwickelte Kniebeugegestell.
Die Höhe des gepolsterten Querstückes ist so eingestellt, daß die
Ferse nicht mehr auf der Unterlage aufliegt. Eine Schlinge wird
oberhalb des Sprunggelenkes befestigt. An dieser wird eine Schnur
mit einem Handgriff festgebunden. Der Patient läßt nun das Bein
solange hängen, bis Beschwerden im Knie auftreten. Dann soll er
versuchen, im Kniegelenk aktiv zu strecken. Wenn dies nicht gelingt, muß mit dem Seilzug nachgeholfen werden. Solche Übungen
sind jedoch eher passiv, da ja die Hauptarbeit von der Schwer-
kraft und von den Armmuskeln des Patienten geleistet wird.

Ein ähnliches Prinzip der kombinierten aktiv-passiven Bewegungs-
behandlung verfolgt die sog. "Frankfurter Bewegungsschiene". Allerdings ist darauf zu achten, daß der Patient nicht nur seinen
Biceps trainiert und einer Kniebeugung durch Anheben des Beckens
aus dem Wege geht. Bei zunehmender Beweglichkeit sind Einzel-
und Gruppenturnen, Treppensteigen und Bewegungen am stationären
Fahrrad angezeigt.

BÖHLERS Forderung: "Keine Übung darf Schmerzen verursachen" gilt
auch heute noch. Zu vermeiden sind passive Bewegungen, Massagen
und übermäßige Wärmeanwendungen. Chronische Reizzustände sind
sonst unvermeidbar. In neuerer Zeit hat sich die Anwendung von

Kälte auch in der Therapie des teilversteiften Kniegelenkes durchgesetzt.

Wassergymnastik und Schwimmen schließlich vervollständigen die Rehabilitation nach konservativer Behandlung frischer Knieband-verletzungen.

Nach O'DONOGHUE (7) und vielen anderen Autoren geht hervor, daß die operative Therapie deutliche Vorteile bringt. Aber auch danach werden Ruhigstellungszeiten von 4 bis 12 Wochen angegeben. Die Schwierigkeiten bei der Mobilisation werden durch die Tatsache einer vorherigen Bandnaht um nichts geringer.

Im einzelnen ergeben sich aus der Immobilisation des Kniegelenkes gravierende Nachteile:

Die Ober- und Unterschenkelmuskulatur, insbesondere der Musculus quadriceps, atrophiert. Dies bedingt nicht nur eine allgemeine Schwächung des betroffenen Beines. Der Funktionszustand der Muskeln trägt auch zur Stabilität des Kniegelenkes entscheidend bei. Es ist ja bekannt, daß amerikanische Football-Spieler trotz zerstörter Kreuzbänder unter Zuhilfenahme ihres muskulären Halteapparates ihrem gelenkmordenden Sport weiter nachgehen können. Darüberhinaus aber schützt die Muskulatur frisch genähte oder verheilte Gelenkbänder vor Überlastung und sollte daher gerade in der ersten Zeit der Mobilisation nach Bandnaht funktionstüchtig sein.

Die Beweglichkeit des Kniegelenkes ist nach jeder längeren Ruhigstellung aufgehoben oder stark eingeschränkt. Es bedarf einer langwierigen Übungsbehandlung, die an Ausdauer und Intelligenz des Patienten hohe Anforderungen stellt, um ein solches eingesteiftes Knie voll zu mobilisieren, sofern dies überhaupt möglich ist.

Der Bandapparat selbst wird durch die Funktionslosigkeit geschwächt. LAROS und Mitarb. (6) wiesen am immobilisierten Kniegelenk des Hundes schon nach 6 Wochen eine signifikante Schwächung der Ligamente nach. Als Ursache fand er eine subperiostale Knochenresorption an den Bandansätzen. Andererseits ließ sich durch Training eine Zunahme der Banddicke und der Zahl der kollagenen Fasern feststellen.

Der Knorpel übersteht die Immobilisation nicht ohne Schäden. HALL (4) fand an den Kontaktflächen degenerative Veränderungen, während sich auf den unbelasteten Knorpelzonen bindegewebige Membranen bildeten.

DUSTMANN und PUHL (3) zeigten am Kaninchen, daß ein Hämarthros Knorpelschäden hervorruft. Nach Eigenblutinjektion ins Gelenk wurden unter dem Elektronenmikroskop Rauhigkeiten der Gelenkflächen gesehen, die Kollagenfasern im Knorpel waren häufig fragmentiert und ihre Querstreifung nicht mehr erkennbar. Ruhigstellung der Gelenke verstärkte die regressiven Veränderungen, die Injektion von Trasylol wirkte protektiv. Diese enzymbedingten Destruktionen wurden als Präarthrose gedeutet; für die Therapie ergaben sich die Forderungen einer entlastenden Punktion und baldiger Mobilisation bei zunehmender Belastung.

Gute Ergebnisse einer Frühmobilisation von Gelenken sind aus der
Osteosynthese-Praxis längst bekannt. Es war daher naheliegend,
auch nach Bandoperationen einen Weg zu baldigen Bewegungsübungen
zu suchen. Selbstverständlich würde die sofortige vollständige
Freigabe des Kniegelenkes nach Bandnaht oder -plastik die Naht-
stelle weit überfordern. Es galt daher, zunächst experimentell
zu prüfen, ob man unmittelbar postoperativ eine beschränkte
Freigabe des operierten Kniegelenkes erlauben kann, ohne das
Operationsergebnis in Frage zu stellen. Bei Operationen am offenen Knie fiel auf, daß sich die Bänder nur bei völliger Strek-
kung und stärkerer Beugung anspannten, sonst aber ziemlich
schlaff waren. Es mußten daher zunächst die Bewegungsausschläge
bestimmt werden, unter denen die einzelnen Bänder ohne Spannung
blieben.

An menschlichen Amputations- und Leichenpräparaten wurden die
einzelnen Kniebänder durchtrennt, mit feinen Gumminähten adaptiert und die Bewegungsausschläge gemessen, bei welchen die
Nähte eben unter Spannung gerieten. Die beiden Seitenbänder wurden dabei in ihrer Mitte scharf durchschnitten, die Kreuzbänder
an ihrem distalen Ansatz ausgemeißelt. Es zeigte sich, daß sich
die verschiedenen Bandnähte bei sehr unterschiedlichen Bewegungs-
graden des Kniegelenkes anspannten. Den größten Bewegungsausschlag erlaubte das äußere Seitenband, die geringste spannungs-
lose Beugung war beim Innenband möglich.

Die Studie ließ erkennen, daß bei einer Beugung zwischen 20 und
60° keine Zugspannung auf irgendeines der 4 Kniebänder zu erwarten ist, daß aber jede Varisation, Valgisation, Rotation und
Schubladenbewegung die Bandnähte gefährdet.

In einem zweiten Versuch wurde bei 3 frischen Amputationspräpa-
raten das innere Seitenband und das vordere Kreuzband durchtrennt.
Diese beiden Bänder hatten die geringste Beugetoleranz im vorherigen Versuch aufgewiesen und sind ja auch im Sinne einer unhappy
triad häufig gemeinsam verletzt. Die Bänder wurden in einer spe-
ziellen Apparatur in einer feuchten Kammer während 96 Std etwa
430 000mal bewegt. Dies entspricht einer Gehstrecke von über
200 km. Der Bewegungsumfang betrug dabei zwischen 20 und 60°
Beugung. Nach dieser Prozedur waren die Nahtstellen an allen
drei Präparaten intakt.

In einem dritten Tierversuch wurden schließlich die Knieinnen-
bänder an 10 Kaninchen zu zwei Dritteln durchtrennt. 5 der Tiere
bewegten voll, die restlichen 5 Kaninchen erhielten einen zirkulären Gipsverband für 3 Wochen. Danach waren bei beiden Gruppen
die Innenbänder verheilt. Eine Aufklappbarkeit war nicht vorhanden. Im histologischen Bild zeigten die Fibroblasten unter stän-
diger Bewegung eine geordnete Formation, unter absoluter Ruhigstellung dagegen ein eher unruhiges Bild (Abb. 1 a und b).

Die experimentellen Untersuchungen ließen erkennen, daß es möglich sein muß, Kniegelenke mit frisch genähten oder plastisch
ersetzten Bändern unmittelbar postoperativ aktiv bewegen zu lassen. Da sich herausstellte, daß die Bewegung für sich allein weder die Bandnaht gefährdet, noch die Heilung verzögert, ist nur
darauf zu achten, daß das Strecklimit von 20° nicht unter- und

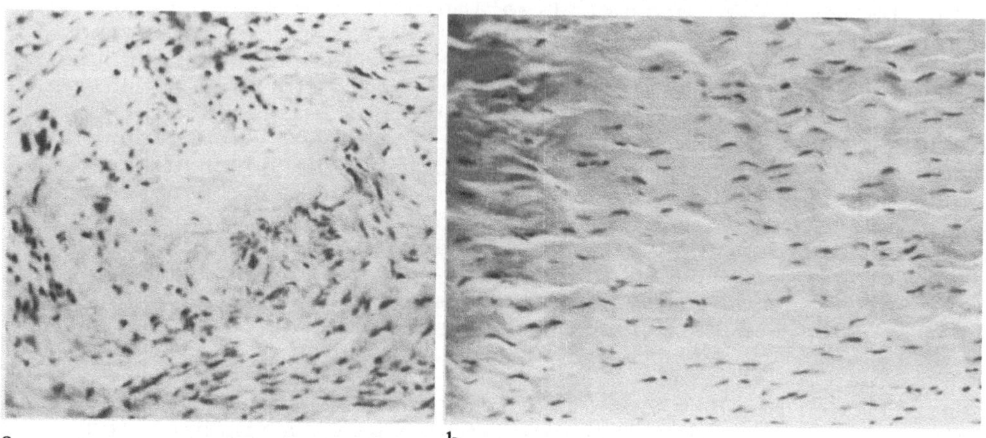

a   b

Abb. 1. Knieinnenband am Kaninchen 3 Wochen nach Durchtrennung. (a) Unter Gipsruhigstellung unruhige Narbenbildung im histologischen Präparat, (b) Unter funktioneller Behandlung ist eine längsgerichtete Narbenbildung nachweisbar

das Beugelimit von 60° nicht überschritten werden. Valgisation, Varisation, Rotation und Schubladenbewegungen im Knie sind zu vermeiden.

Wir konstruierten einen Bewegungsgips, der eine limitierte Beweglichkeit erlaubte (2): Hierzu wird zunächst eine zirkulärer Oberschenkelgips mit Sohle in herkömmlicher Weise angelegt. Nach Festwerden des Gipsverbandes wird ein Zylinder ausgeschnitten, der das Kniegelenk etwa 15 cm weit frei läßt. Mit Hilfe einer Zielvorrichtung werden nun auf beiden Seiten Bewegungsschienen eingepaßt, die bei einer Winkelstellung von 20 und 60° je einen Anschlag aufweisen (Abb. 2). Die Drehachse liegt dabei in Höhe der Femurcondylen, d.h. ca. 1 1/2 cm oberhalb des Kniegelenkspaltes. Nach Befestigung dieser Schienen durch Gipsbinden und Aushärten wird ein Gehstollen angebracht und der Patient darf innerhalb der vorgegebenen Ausschläge bewegen und auch belasten. Die klinischen Ergebnisse nach Bandnähten unter Behandlung im Bewegungsgips waren ermutigend.

Die Nachbehandlung nach Bandnähten oder -reinsertionen gestaltet sich derzeit bei uns folgendermaßen:

Unmittelbar postoperativ wird ein elastischer Kompressionsverband angelegt und die behandelte Extremität auf einer dorsalen Gipsschiene mit einer Beugestellung von 20° ruhiggestellt. Der Operateur entfernt diese Schiene zweimal täglich und macht geführte Bewegungsübungen mit dem Patienten, die eine Beugestellung von 60° nicht überschreiten dürfen. Ein intraarticuläres Redondrain muß spätestens nach 24 Std entfernt werden, ein evtl. später auftretender Gelenkerguß ist unter hochaseptischen Kautelen zu punktieren. Zwischen dem 7. und 10. postoperativen Tag wird der Bewegungsgips angelegt, den der Patient durchschnittlich 6 Wochen trägt (Abb. 3.). Nach Gipsabnahme bedarf es dann nur noch

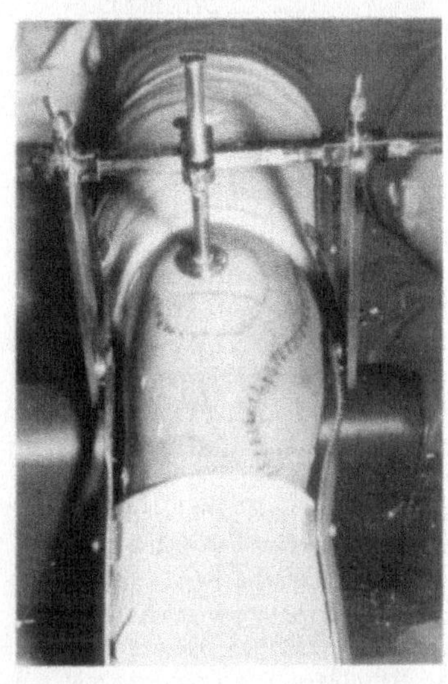

Abb. 2. Anlegen des Bewegungsgipses. 1. Oberschenkelgehgips. 2. Ausfräsen eines Zylinders über dem Knie. 3. Einpassen der Gelenkschienen mit Zentriergerät

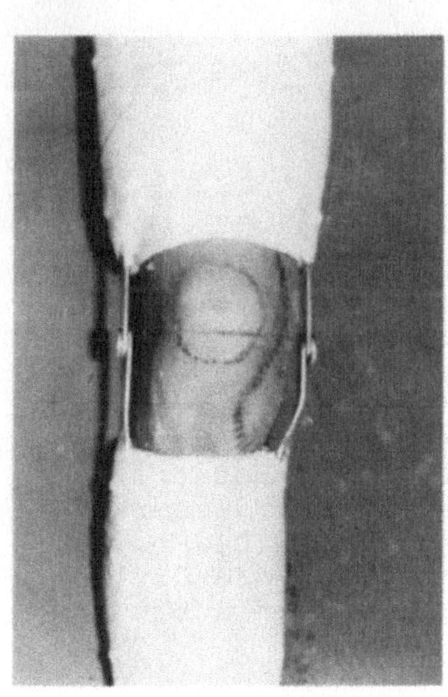

Abb. 3. Der Bewegungsgips gestattet einen Ausschlag zwischen 20 und 60° Beugung und wird als Gehgips angewendet

verhältnismäßig kurzer Zeit der aktiven Übungsbehandlung unter krankengymnastischer Anleitung, bis das Knie über den rechten Winkel hinaus gebeugt und voll gestreckt werden kann. Da Muskelatrophien von stärkerem Ausmaß vermieden werden, sind die genähten Bänder sofort stabil und belastbar.

Bis zur vollständigen Wiederkehr der Beweglichkeit sind die bei der konservativen Behandlung angeführten Maßnahmen indiziert, besonderen Wert haben dabei Bewegungsübungen im Wasser und Schwimmsport.

In letzter Zeit haben wir mit dem Light-cast ein Fixationsmaterial zur Verfügung, welches das Anlegen und Tragen eines Bewegungsverbandes augenfällig erleichtert.

Dieser unter UV-Bestrahlung aushärtende Kunststoff ist um die Hälfte leichter als Gips und zehnmal so fest. Nach unserer Erfahrung sind die schwachen Stellen im Gewegungsgips die Fixationspunkte der Metallscharniere am Ober- und Unterschenkel und die Knöchelregion. An beiden Stellen neigte der Gips zu Auflösungserscheinungen, welche zu häufigen Gipsverstärkungen und schließlich zu einem unförmigen, schweren Verband führten. Mit dem Light-cast gelingt es, die Metallschienen nach sorgfältigem Vorschränken unverrückbar am Ober- und Unterschenkelteil zu fixieren. Mit diesem Verband sind sogar Wassergymnastik und Schwimmen möglich. Allerdings muß der Verband nach jeder Behandlung im Bad mit dem Föhn getrocknet werden, damit nicht das feucht gebliebene Polstermaterial die Haut maceriert. Die Abnahme des Verbandes mit der oscillierenden Säge bereitet keine Schwierigkeiten, die Scharniere können zur mehrmaligen Verwendung ausgebaut werden. Einen Nachteil des Light-cast-Verbandes gegenüber einem Bewegungsgips sehen wir nur in der geringeren Plastizität des Materials, das leichter zu Druckstellen führt als Gips und sorgfältigste Polsterung verlangt.

Zusammenfassung

Man ist sich heute darin einig, daß nur technisch saubere und vollständige Rekonstruktionen des Bandapparates in Kombination mit einer sachgemäßen Nachbehandlung bei frischen und veralteten Verletzungen am Kniegelenk gute Ergebnisse bringen können. Längere postoperative Ruhigstellung bringt entscheidende Nachteile. Am Präparat und im Tierversuch konnte gezeigt werden, daß die Bandnähte und -plastiken am Knie in einem Bewegungsumfang von 20-60° unter Vermeidung von Varisation, Valgisation, Rotation und Schubladen nicht unter Spannung geraten. Aufgrund dieser Tatsachen konstruierten wir einen Bewegungsgips ("limited-motion-cast"), der den genannten Bewegungsumfang gestattet, die übrigen Gefährdungen aber ausschaltet. Dieses Gerät hat sich uns bisher bei über 50 Patienten gut bewährt.

Literatur

1. BÖHLER, L.: Technik der Knochenbruchbehandlung, 3. Band. Wien: Maudrich 1944.
2. BURRI, C., PÄSSLER, H.H., RADDE, J.: Experimentelle Grundlagen zur funktionellen Behandlung nach Bandnaht und -plastik am Kniegelenk. Z. Orthop. 111, 378 (1973).
3. DUSTMANN, H.O., PUHL, W.: Haemarthros und Arthrose. Langenbecks Arch. Chir. Suppl. 111, 47 (1971).
4. HALL, M.C.: Cartilage Changes after Experimental Immobilization of the Knee Joint of the Young Patient. J. Bone Jt. Surg. 45 A, 36 (1963).

5. JONASCH. E.: Das Kniegelenk. Berlin: de Gruyter 1964.
6. LAROS, G.S., TIPTON, C.M., COOPER, R.R.: Influence of Physical Activity on Ligament Insertions in the Knee of Dogs. J. Bone Jt. Surg. 53 A, 275 (1971).
7. O'DONOGHUE, D.H.: The Unhappy Triad. Amer. J. Orthop. 6, 242 (1964).

Die frische Bandverletzung am Kniegelenk

Diskussionsbemerkungen und Empfehlungen
aller Teilnehmer (Leitung: H. Tscherne)

Zusammengefaßt und redigiert von A. Rüter und C. Burri

Pathophysiologie

Das Kreuzbandsystem des Kniegelenkes entspricht einer gekreuzten, geschlossenen, ebenen Viergelenkkette.

Dieses Modell aus der Mechanik stimmt nur unter der Voraussetzung, daß die Kreuzbänder in jeder Bewegungsphase des Gelenkes auf ihre volle Länge entfaltet sind. Diese Verhältnisse sind offensichtlich anteilsweise gegeben. Dieser Umstand widerspricht nicht den experimentell erhobenen Befunden, die zeigten, daß z.B. das vordere Kreuzband bei einer Beugung zwischen 20 und 80° keiner Belastung unterworfen ist. In dieser Bewegungsphase sind die Kreuzbänder zwar offensichtlich ebenfalls voll entfaltet, jedoch keinem Zug ausgesetzt.

Im Generellen werden aktive und passive Stabilisatoren des Kniegelenkes unterschieden.

Passive Stabilisatoren:

Die stabilisierende Funktion von Kreuz- und Seitenbändern ist bekannt. Daneben ist aber den sogenannten Kapselbändern bisher nicht genügend Aufmerksamkeit geschenkt worden. Hierzu gehören die tiefe Schicht des Innenbandes, die den Innenmeniscus fixiert und die Außenrotation stabilisiert, ferner die dorso-mediale Kapselschale, die die medio-dorsalen Gelenkanteile bandartig umspannt und wesentlichen Anteil an der medialen Stabilität hat. Eine ähnliche bandartige Kapselschale besteht auch postero-lateral. Weiterhin werden die Menisci zu den passiven Stabilisatoren gerechnet.

Aktive Stabilisatoren:

Hierzu gehört die gesamte, das Kniegelenk überbrückende Muskulatur mit ihren Sehnen.

Die enge funktionelle Verbindung ligamentärer und muskulärer Strukturen bedingt, daß nur in Ausnahmefällen isolierte, in den allermeisten Fällen Komplexschädigungen vorliegen, die über die Verletzung der "klassischen Strukturen" Kreuzbänder, Seitenbänder, Menisci hinausgehen und zumindest deren Kombination betreffen, häufig aber Anteile der Kapselschale mit einbeziehen.

Diagnostik

Entsprechend den erweiterten Kenntnissen über die Pathophysiologie der Bandverletzungen des Kniegelenkes muß auch die Diagnostik verfeinert werden. Nur so läßt sich die Komplexität der Schädigung nachweisen und eine ausreichende Therapie durchführen.

Die Untersuchung des Kniegelenkes gliedert sich in folgende Schritte:

Inspektion:

Eine Schwellung des Kniegelenkes kann durch einen intraarticulären Erguß oder eine diffuse Schwellung der paraarticulären Weichteile bedingt sein. Der Erguß weist immer auf eine schwerere Schädigung des Kapselbandapparates hin. Gerade bei ausgedehnten Zerreißungen der dorsalen Kapselanteile kann jedoch häufig kein Hämarthros nachgewiesen werden, da sich das Blut durch den Kapseldefekt in die umgebenden Weichteile drainiert hat. Das Fehlen eines Hämarthros darf damit nicht über die Schwere einer Verletzung hinwegtäuschen.

Aufforderung zu aktiver Bewegung des Kniegelenkes:

Eine weitreichende Einschränkung oder gar Aufhebung der Bewegungen weist ebenfalls auf schwerere Verletzungen hin.

Prüfung der seitlichen Aufklappbarkeit:

Bei stark schmerzhaften Gelenken erfolgt diese Untersuchung in der vom Patienten eingenommenen Schonstellung. Dabei lassen sich schwerere Bandverletzungen meistens bereits erkennen. Liegen diese nicht vor, wird die Seitenstabilität am 20° gebeugten Gelenk erneut geprüft. Findet sich hier eine vermehrte Aufklappbarkeit, wird die Untersuchung in vollständiger Streckstellung angeschlossen. Wird das Knie hierbei wieder stabil, so weist dies darauf hin, daß zwar das Seitenband geschädigt, der dorsale Kapselbandapparat jedoch erhalten ist, da dieser in leichter Beugung entspannt wird und so die Stabilisierung nicht übernehmen kann, in vollständiger Streckung jedoch als passiver Stabilisator, auch bei geschädigtem Seitenband, wirkt.

Prüfung des Schubladenphänomens:

Hierzu sollte die Kniebeugung soweit dem rechten Winkel genähert werden, wie es die Schmerzen des Patienten erlauben.

Prüfung der Rotationsschublade:

Bei Schäden des Seitenbandes und der dorsalen Kapselschale läßt sich die Tibia nicht, wie bei der eigentlichen Schublade, im Ganzen gegen die Femurcondylen verschieben. Es gelingt jedoch, eine sogenannte Rotationsschublade auszulösen, bei der das verletzte Kompartiment um das unverletzte rotiert. Die abnorme Beweglichkeit wird in 30° Innenrotaion bzw. 15° Außenrotation des Unterschenkels und rechtwinklig gebeugtem Kniegelenk durchgeführt.

Kontrolle des Nervus fibularis bei Schädigung des lateralen Kapselbandapparates.

Röntgenübersichtsaufnahmen beider Kniegelenke:

Diese lassen knöcherne Ausrisse erkennen.

Gehaltene Aufnahmen in 20° Beugung und fixiertem Oberschenkel:

Die Aufnahme beider Kniegelenke muß simultan durchgeführt werden, da nur so eine symmetrische Belastung gesichert ist. (Abb. 1).

Jeder Verdacht auf Instabilität muß durch diese Aufnahme weiter abgeklärt werden, jede gesicherte Instabilität ist mit dieser Technik zu dokumentieren.

Die Untersuchung des frisch verletzten Gelenkes gestaltet sich oft schwierig, da schmerzauslösende passive Bewegungen vom Patienten aktiv gebremst werden. In seltenen Fällen ist deswegen theoretisch eine Narkoseuntersuchung angezeigt. In der Praxis hat sich jedoch erwiesen, daß diejenigen Kniegelenke, die wegen Schmerzhaftigkeit nicht exakt untersucht werden können, auch so schwer geschädigt sind, daß sie einer operativen Wiederherstellung bedürfen. Jede angesetzte Narkoseuntersuchung hat deswegen in Operationsbereitschaft zu erfolgen.

Eine Indikation zur Arthroskopie oder Arthrographie besteht bei der frischen Verletzung des Kniegelenkes kaum.

Es empfiehlt sich, die Untersuchung nach einer Art Checkliste durchzuführen, in der die erhobenen Befunde festgehalten werden können. Entsprechende Vordrucke der Orthopädischen Klinik Basel finden sich am Ende dieses Kapitels (Tabelle 1). Der Untersu-

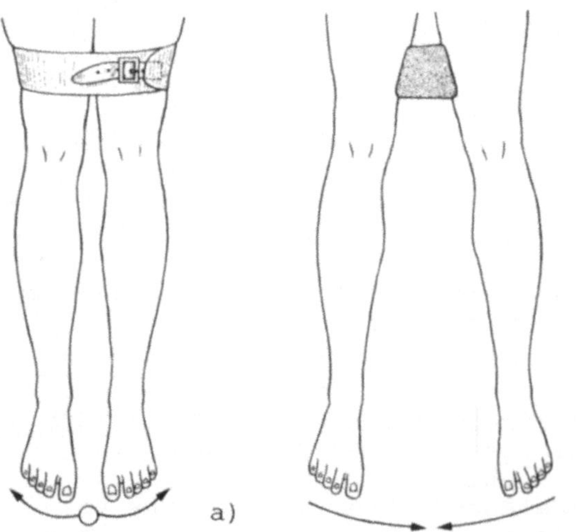

Abb. 1. (a) Technik der gehaltenen Aufnahme zur Prüfung der Stabilität des inneren Seitenbandes, (b) Technik der gehaltenen Aufnahme zur Prüfung der Stabilität des äußeren Seitenbandes

Tabelle 1. Analyse der Kniegelenksoperationen. Untersuchungsbogen der Orthopädischen Univ.-Klinik Basel

Patient:

Präop. Diagnose:

Chondropathia patellae	med. ☐	lat. ☐
Meniscuslaesion	med. ☐	lat. ☐
Seitenbandlaesion	med. ☐	lat. ☐
Kreuzband laesion	vord. ☐	hint. ☐
Gonarthrose	med. ☐	lat. ☐
Patellaluxation		
andere Diagnose		

rechts: ☐

links: ☐

Postop. Diagnose:

Anamnese: Tauma: ja ☐   nein ☐   Zeitpunkt

Unfallmechanismus: Kontusion: ja ☐   nein ☐

Distorsion: valgus   varus   AR   IR
☐   ☐   ☐   ☐

anderes:

freies Intervall: ja ☐   nein ☐

Schmerzen: keine ☐   intermitt. ☐   dauernd ☐   Anlauf ☐

nach Anstrengung ☐   Treppensteigen ☐   Flexion ☐

Blockaden: ja ☐   nein ☐

Erguß: ja ☐   nein ☐

Krepitation: nein ☐   ⊞   ⊞⁺

Giv. away: ja ☐   nein ☐

Vorbehandlung: Arthrographie ☐   Arthroskopie ☐

Punktion ☐   intraa.Injekt ☐

Ruhigstellung ☐   anderes:

Voroperationen: ja ☐   nein ☐   wann:

wo: welche OP:

Befund: Quadricepsatrophie: keine ☐

1 cm ☐   2 cm ☐   3 cm ☐   mehr ☐

Druckdolenz: med.Gelsp.   lat.Gelsp.   Kniekehle
☐   ☐   ☐

med. Pat.   lat. Pat.   diffus
☐   ☐   ☐

andere Lokalisation:

Beweglichkeit: Fl/Ex   ☐☐☐

Achse: physiol ☐   valgus ☐   varus ☐   Grad:

46

Tabelle 1. (Fortsetzung)

Instabilität:	keine	leichte	mittlere	starke
med.Seitenband	☐	☐	☐	☐
lat.Seitenband	☐	☐	☐	☐
vord.Kreuzband	☐	☐	☐	☐
hint.Kreuzband	☐	☐	☐	☐
med.Rotat.Inst.	☐	☐	☐	☐
lat.Rotat.Inst.	☐	☐	☐	☐

Röntgenbefunde:	keine	leichte	mittlere	starke
med. Arthrose	☐	☐	☐	☐
lat. Arthrose	☐	☐	☐	☐
pat.femorale Arthrose	☐	☐	☐	☐

Patellaform: Wiberg I ☐ II ☐ III ☐ IV ☐ Jägerhut ☐

Operation: Datum:

Hautschnitt: Smillie med. ☐ Smillie lat. ☐ parapat.med. ☐
anderer:

Synovialis: unauffällig ☐ entzündet ☐ verdickt ☐ pigmentiert ☐

Erguß: ja ☐ nein ☐

Meniscus:	med.intakt ☐	defekt ☐
	lat.intakt ☐	defekt ☐
Kreuzbänder:	vord.intakt ☐	defekt ☐
	hint.intakt ☐	defekt ☐

Patellaknorpel: intakt ☐ Outerb. I ☐ II ☐ III ☐ IV ☐

          med. ☐ zentral ☐ lat. ☐
Femurcondylen: intakt ☐ Impression ☐ Defekt ☐
  med.Condyl. ☐ lat.Condyl. ☐ Trochlea ☐

Corpora libera: nein ☐ ja ☐ Anzahl:

Tabelle 1. (Fortsetzung)
____

Art der Operation: Nur Exploration   ☐

Meniscekt. total ☐   Meniscekt.partiell ☐   Bandnaht   ☐
Bandnaht   ☐   Bandplastik   ☐   Kapselraffung   ☐
Synviektomie   ☐   Abrasio P.   ☐   Forage   ☐
Spongiosaplastik ☐   Knorpeltransplant. ☐   Roux   ☐
Goldthwait   ☐   anderer Eingriff:

Bemerkungen:

Datum   (Unterschrift)
____

chungsbogen der Orthopädischen Klinik Bern ist auf den S. 93-95 wiedergegeben.

Der Basler Vorschlag erlaubt auch, die intraoperativen Befunde sowie der durchgeführte Therapie übersichtlich zu dokumentieren. Dies ist insbesondere als Grundlage postoperativer Kontrollen wertvoll.

Einteilung

Die bisher propagierte Unterteilung in

Zerrung - Dehnung - Ruptur

befriedigt beim heutigen Kenntnisstand nicht mehr vollständig, da die Übergänge zwischen den Formen fließend sind. Es gibt sicher auch ohne direkte Ruptur traumatische Schädigungen des Bandapparates in Form von Überschreitung der Elastizitätsgrenze oder multiplen kleinen Einrissen, die eine Instabilität des Gelenkes hinterlassen.

Für die klinische Diagnose erschiene eine Unterteilung in

Bandläsion mit Stabilitätsverlust
und Bandläsion ohne Stabilitätsverlust

am einfachsten, wobei sich in der zweiten Gruppe gemeinsam Überdehnungen, Einrisse, vollständige Rupturen, Abrisse und knöcherne Ausrisse fänden.

Die oben beschriebene Dreiteilung hat sich zwischenzeitlich jedoch weitgehend durchgesetzt, und die Kenntnis der Komplexität der Bandverletzungen und der notwendigen subtilen Untersuchungstechniken ist noch relativ neu. Es erscheint daher derzeit noch nicht

48

angezeigt, eine neue Nomenklatur für die klinische Unterteilung
dieser Verletzungen zu propagieren.

Für eine Nomenklatur auf dem Boden intraoperativer Befunde empfiehlt sich nach dem Vorschlag der Basler Orthopädie eine Unterteilung in die Stadien I - III:

      I = makroskopisch unauffälliges Band,
     II = kleine Einrisse,
    III = komplette Ruptur.

Indikationen zur operativen Behandlung

Jede nachgewiesene Instabilität sowie der Verdacht auf schwerere
Verletzungen, der wegen Schmerzhaftigkeit des Gelenkes nicht sicher abgeklärt werden kann, sollten unmittelbar operativ revidiert
und behandelt werden.

Zur Indikationsstellung bei fraglichen Fällen hilft die gehaltene
Aufnahme. Hierbei reicht es nicht aus, nur das fraglich verletzte
Knie zu röntgen und die Schwere der Schädigung nach Weite des
Gelenkspaltes in Millimetern oder Aufklappbarkeit in Graden zu
beurteilen. Beide Werte sind individuellen Schwankungen unterworfen. Vielmehr müssen beide Kniegelenke simultan belastet werden (s. Abb. 1). Die Indikation zum operativen Vorgehen richtet
sich dann nicht nach absoluten Zahlen, sondern nach dem Unterschied in der Aufklappbarkeit der einen gegenüber der anderen
Seite. Hierbei stellt, nach den Vorschlägen der Unfallchirurgi-
schen Klinik Hannover, eine vermehrte Aufklappbarkeit von 3° den
Grenzwert dar, oberhalb dem eine operative Rekonstruktion der
Seitenbänder durchzuführen ist.

Operationstechnik

Bei der operativen Behandlung von Bandverletzungen des Kniegelenkes reicht ein kleiner Zugang nie aus. Die Übersicht muß erlauben, Menisci, Kreuzbänder und die Rückfläche der Patella sicher zu beurteilen. Aus diesen Gründen verbietet sich auch in
jedem Fall die direkte Incision über dem fraglich verletzten
Seitenband, da dieser Zugang die sichere Revision der oben beschriebenen Strukturen nicht gewährleistet.

In der Regel geschieht die Freilegung des Gelenkraumes durch
einen großen parapatellaren Schnitt. Dieser wird distal schräg
nach hinten geführt, da nur so die Darstellung des dorsalen Kapselbandapparates gewährleistet ist (Abb. 2).

Besteht die Möglichkeit, das Knie während der Operation in 90°
Beugung umzulagern, ist diese lappenbildende Schnittführung nicht
notwendig. Bei entsprechender Beugung stellen sich die hinteren
Kapselanteile auch in der streng parapatellar geführten Incision
dar.

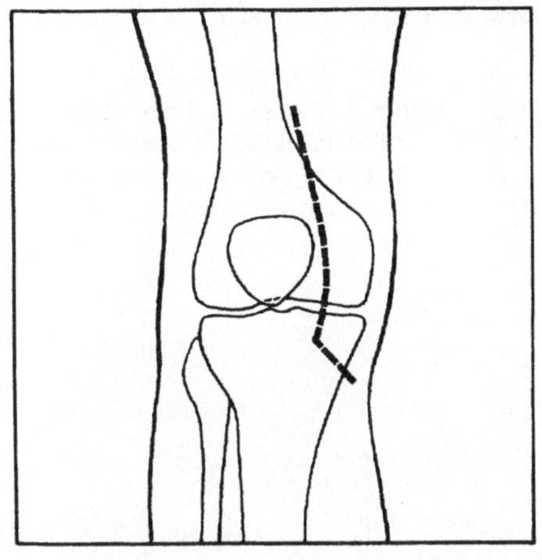

*Abb. 2. Schnittführung zur Dar-
stellung des medialen Seitenbandes und des dorsalen Kapselbandapparates*

Die Versorgung der verletzten Strukturen erfolgt mit feinen, verzögert resorbierbarem und atraumatischem Nahtmaterial, hierfür
reichen Fadenstärken von 4,0. Die Verwendung von starken Fäden
verschlechtert die Endergebnisse, da diese Materialien die Vi-
talität der Bandenden gefährden.

Bei erheblicher Auffaserung der geschädigten Strukturen ist es
gelegentlich angezeigt, schon bei der Erstversorgung einen plastischen Eingriff anzuschließen. Bei Schädigungen des Seitenbandes empfiehlt sich. hierfür die Umlenkung des Sartorius entsprechend der von HELFET für die alte Verletzung angegebenen Opera-
tionsmethode. Bei entsprechender Schädigung des Kreuzbandes pro-
pagiert McINTOSH einen distal gestielten Streifen des Ligamentum
patellae durch einen Knochenkanal im Tibiakopf zu ziehen und dann
in der Fossa intercondylica lateral-dorsal gegen das Septum intermusculare zu vernähen.

Partiell abgelöste, sonst aber unversehrte Menisci müssen unter
allen Umständen erhalten werden. Ihre Reinsertion erfolgt ebenfalls mit feinem, atraumatischen Nahtmaterial.

Nachbehandlung
<u>Nachbehandlung</u>

Nach der operativen Versorgung einer frischen Bandverletzung reichen in der Regel 4 Wochen Ruhigstellung des Kniegelenkes im
Oberschenkelgips aus. Eine längere Immobilisation ist in den allermeisten Fällen unnötig. Nach ausgedehnten Zerreißungen (vollständige Luxationen) und entsprechend schwierige Rekonstruktionen muß zur sicheren Ruhigstellung des Gelenkes in Ausnahmefällen
ein Beckenbeingips angelegt werden, der die gesamte Oberschenkelmuskulatur ruhigstellt.

Nach knöchernen Ausrissen, die durch eine Osteosynthese fixiert
wurden, kann häufig auf jede Gipsfixation verzichtet werden.

Dies setzt jedoch voraus, daß der Patient kooperativ und zuverlässig ist.

Als Alternative zur einfachen Gipsruhigstellung bietet sich der in Ulm entwickelte Bewegungsgips an. Dieser erlaubt eine aktive Mobilisierung des Kniegelenkes zwischen 20 und 60°, d.h. einen Ausschlag, in dem die Bänder keiner Zugbeanspruchung unterworfen sind.

Die Rotationsstabilität am Kniegelenk

W. Müller

Einleitung

Die Beurteilung und Wertung einer Knieinstabilität ist abhängig von den gestellten Ansprüchen.

STEINMANN schreibt in seinem Lehrbuch von 1919 "Die funktionelle Behandlung der Knochenbrüche und Gelenkverletzungen" in dem bloß zwei Seiten langen Abschnitt über die Abrißverletzungen des inneren Seitenbandes am Kniegelenk: "Wenn ich der Diagnostik der so häufigen Verletzung einige Worte widme, so geschieht das deshalb, weil die Diagnose häufig verkannt wird und eine Bedeutung für die Therapie hat. Sehr häufig wird nämlich die Affektion als Meniscusverletzung angesprochen und ist auch schon häufig als solche operiert worden.

Der Abriß des inneren Seitenbandes muß konservativ behandelt werden.

Die operative Behandlung bestehend in einer Annäherung des Ligaments, welche von verschiedenen Chirurgen versucht worden ist, hat durchwegs keinen Sinn, weil der Abriß gewöhnlich kein vollkommener ist und das Seitenband bei der mobilisierenden Behandlung welche wir empfehlen, seine normale Festigkeit wieder erobert."

Es folgen dann im Text vier Beispiele, wie diese Bandverletzungen einfach durch Kompressionsverbände während zirka zwei Wochen erhalten, danach vorsichtig aktiv bewegt und mit Massage behandelt werden.

In unserer heutigen Zeit mit der für viele Menschen so wichtigen Sportfähigkeit und dem allgemeinen Streben nach Wiederherstellung einer vollen Leistungsfähigkeit sind diese Ansichten wohl kaum mehr von Gültigkeit.

Die Resultate dieser Behandlungsart seien gut gewesen, auf jeden Fall laut seiner Publikation besser als manch einer, der lange Zeit im Gipsverband fixiert gewesen sei. Eine bleibende Insuffizienz des Seitenbandes mit abnormer Abbiegungsmöglichkeit im Unterschenkel habe er bloß bei Zerreißung oder operativer Durchschneidung desselben außerhalb seiner Insertion gesehen. In diesen

Fällen habe er die Funktion des Seitenbandes durch eine gestielten Periostknochenlappen von der inneren Tibiaseite her wiederhergestellt.

Noch 1951 sieht es in der orthopädisch-chirurgischen Operationslehre von LANGE neben diesen Basiskenntnissen nicht grundlegend anders aus, denn in seinen Angaben zum instabilen Kniegelenk steht bloß, daß man beim Schlottergelenk eben darauf schauen müsse, ob es innen oder außen schlottern würde, damit man auf der richtigen Seite vorgehen könne.

Wenn wir nur mit einem solchen Rüstzeug an die Problematik herangehen, dann werden die Behandlungsresultate nicht den heutigen Erwartungen entsprechen.

Es ist dann einigen Leuten wie SMILLIE (32, 33), O'DONOGHUE (20-22), HELFET (8), FICAT (5, 6) und anderen zu verdanken, daß man mit einer systematischen Untersuchung an die Verletzungen des Kapselbandapparates am Kniegelenk herangegangen ist.

O'DONOGHUE (22) hat mit seinem Begriff der unhappy triad wenigstens gezeigt, daß immer komplexe miteinander kausal verbundene Verletzungsformen vorliegen, wobei wir heute wissen, daß eine unhappy triad nicht immer eine unhappy triad ist, sondern daß die Läsionen, obwohl zwangsläufig zusammenhängend, doch viel bunter sind als nur vorderes Kreuzband-Innenband-Meniscus. Auch dazu ist mit Nachdruck festzuhalten, daß die Meniscusläsion, wie sie O'DOHOGHUE beschrieben hat, ja nur in seltenen Fällen eine Läsion des knorpeligen, nicht durchbluteten Meniscus ist, sondern in den meisten Fällen ein Ausriß der capsulären Meniscusverankerung im Ligament darstellt.

Diese Art der "Meniscusverletzung" muß natürlich auch durch Naht behandelt werden, da die Läsion ja im durchbluteten Gebiet der Kapsel liegt und somit eine Heilung möglich ist.

TRILLAT (34-37) hat dann auch gezeigt, daß als weitere Stufe dieser komplexen Läsionen auch die "Pentade malheureuse" vorkommen kann.

Erst auf der Basis solcher Erkenntnisse ist es dann als Weiterentwicklung möglich geworden, die nach solchen Verletzungen als Spätresultate übrig bleibenden Instabilitäten genauer zu differenzieren.

Es ist wohl kein Zufall, daß ausgerechnet in den USA und in Frankreich diese Untersuchungen mit Nachdruck durchgeführt worden sind. Beiden Ländern ist gemeinsam, daß in ihnen professionell American Football resp. Rugby gespielt wird. Bei dieser Sportart gibt es unverantwortbar viele komplexe Knieverletzungen da es bei gewissen Spielzügen förmlich erlaubt ist, den Gegner mit dem sogenannten "cross body block" durch einen Sprung ins gestreckte Kniegelenk außer Gefecht zu setzen. Es besteht nun bei diesen hochbezahlten Spielern ein ausgesprochenes Interesse, die Restitutio ad integrum mit einem beschwerdefreien Spielvermögen nach dem Unfall wieder herzustellen.

So haben in den Staaten O'DONOGHUE (20-22), HOUGSTON (11-13) und
NICHOLAS (18, 19), und in Frankreich TRILLAT, DEJOUR und BOUSQUET
(36) wertvolle Arbeiten auf dem Gebiet der Rotationsstabilität
geleistet, da sie bald einmal einsehen mußten, daß die einfachen
altbekannten Instabilitätsformen wie mediale und laterale Aufklappbarkeit und vordere und hintere Schublade als Erklärung
noch vorhandener Beschwerden mit Leistungsverminderung nach solchen komplexen Knieverletzungen nicht ausreichen konnten.

Physiologie und Pathophysiologie

Zwangsläufiger Ablauf von Rotationsbewegungen im Kniegelenk

Bei allen Bewegungen des Kniegelenkes im Extension/Flexionsinne
sind in Abhängigkeit von der Stellung begleitende Rotationsbewegungen eingeschlossen.

Im großen Rahmen ist zwischen zwei extremen Stellungen, Flexion-
Valgus-Außenrotation und Flexion-Varus-Innenrotation, alles in
verschiedenen Zwischenstellungen möglich, ohne daß der capsulo-
ligamentäre Apparat des Kniegelenkes überfordert wird (Abb. 1).
In völliger Streckstellung sind sämtliche dieser Bewegungen dann
total aufgehoben, da es durch die Schluß-Innenrotation der Tibia
zum Femur, zu einer Verriegelung kommt.

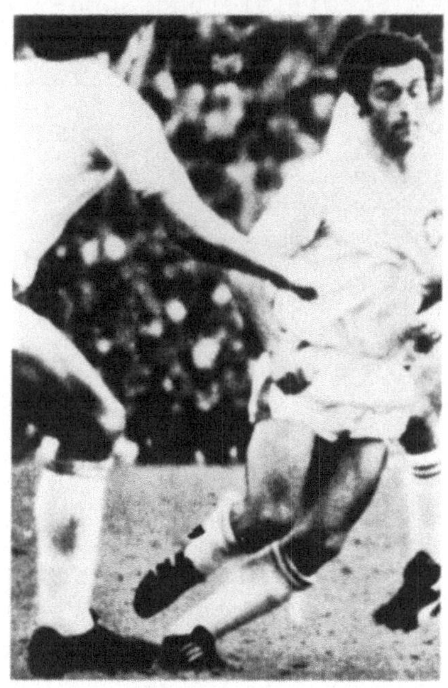

*Abb. 1. Varus-Flexion-Innenrotation- und Valgus-Flexion-Außenro-
tationsstellung am Beispiel eines Fußballspielers, wobei das linke
Standbein Varus-Flexion-Innenrotation- und des rechte Spielbein
Valgus-Flexion-Außenrotationsstellung aufweist*

Passive Elemente der Rotationsstabilisierung

Es gibt keine einzelnen Elemente der Anatomie des Kniegelenkes,
welche nur für die Rotationsstabilisierung verantwortlich sind.
Vielmehr müssen wir uns die ganze Wanne, bestehend aus Tibiakopf,
Menisci, Kapselbandapparat, Hoffaschen Fettkörper, Patella und
Kreuzbändern, als eine erweiterte Pfanne vorstellen, in welcher
die Condylenrolle in einem begrenzten Rahmen drehen kann (Abb.
2). Dabei müssen wir annehmen, daß die Kreuzbänder in erster
Linie als Angelpunkt für diese Bewegungen dienen und eine Stabilisierung der Drehachse bewerkstelligen können (Abb. 3).

Sicher wandert die Drehachse auch am normalen Knie und kann nicht
an einem bestimmten Ort eng begrenzt festgestellt sein. Über die
Hauptlage der Drehachse des Kniegelenkes läßt sich kaum aussagen,
wo diese in der durchschnittlichen Bewegung liegt, und umso weniger wird gesagt werden können, wo wirklich diese Achse auch
in Extremsituationen noch liegen kann. Deswegen finden wir in
der Literatur die unterschiedlichsten Angaben über die Lage dieser Rotationsachse.

Ein weiteres, ganz wichtiges Element für das Auffangen und Abbremsen dieser Rotationsbewegungen in der Pfannenwanne bilden
die Menisci (Abb. 4). Je mehr man vom Kniegelenk weiß, desto weniger kann man die Menisci als isolierte Bestandteile anschauen.
Es wird deswegen auch nie erlaubt sein, bei der Beschließung
einer Operationsindikation gerade nur an die Menisci und ihre
Entfernung zu denken. Man muß sich immer bewußt sein, daß sie
einen Teil eines außerordentlich komplexen Stabilisierungsappa-
rates des Kniegelenkes darstellen.

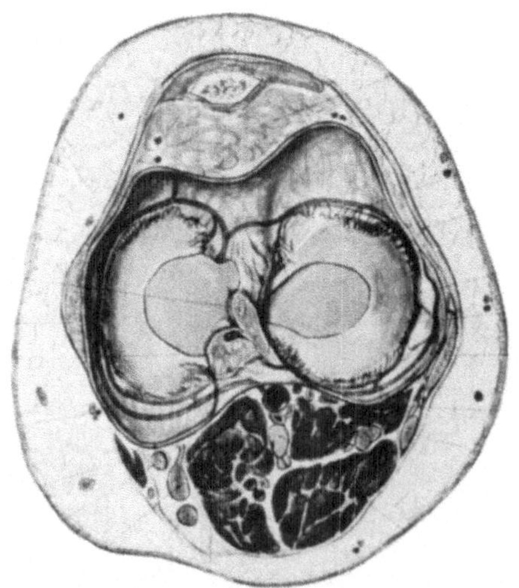

*Abb. 2. Darstellung der Gelenkpfanne, welche eigentlich eine
Wanne darstellt, deren Boden die Tibia bildet, während die Me-
nisci die Kapsel, der Hoffasche Fettkörper und die verschiedenen
Sehnen als Weichteilerweiterung dieser Pfanne dienen*

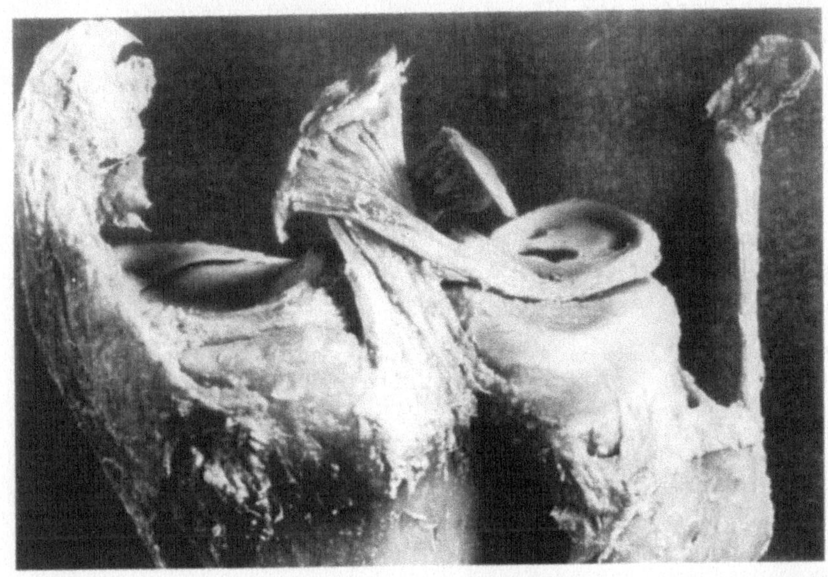

Abb. 3. Darstellung der Seitenbänder und vor allem der Kreuzbänder, welche hier sehr schön als Fächer dargestellt sind

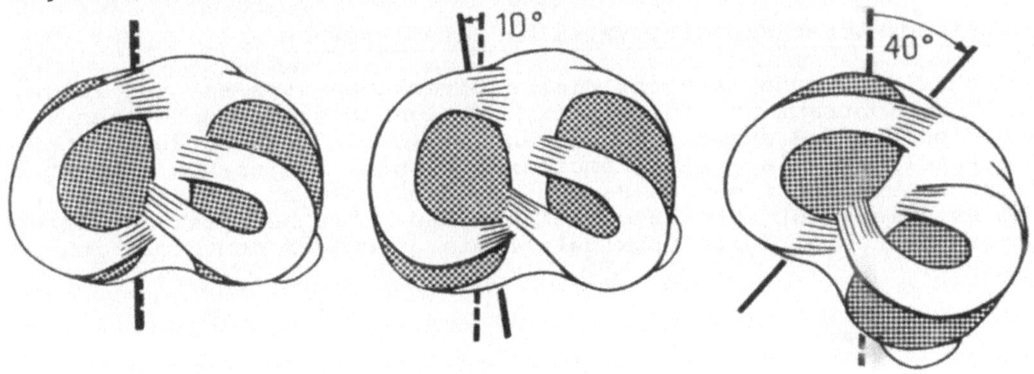

Abb. 4. Darstellung der Verschieblichkeit der Menisci bei den verschiedenen Rotationsbewegungen des Femur auf der Tibia in den verschiedenen Endlagen

Jede Meniscektomie bedeutet eine postoperativ vergrößerte Rotationsinstabilität auf der Seite des entfernten Meniscus.

Als nächstes Element im Zusammenhang mit den Menisci müssen wir auch den Hoffaschen Fettkörper heranziehen.

Im Moment einer Anspannung der Quadricepssehne kommt es automatisch zu einem erhöhten Innendruck im Fettkörper selbst. In diesem Moment stellt er nicht mehr bloß ein weiches mechanisch irrevelantes Ausgleichsgebilde dar, sondern kommt wegen der durch vermehrten Innendruck erfolgten Verhärtung zur Funktion eines bremsenden Elementes, welches bei akuten Belastungsspitzen

federnd die Maximalbelastungen dämpfen und Extrembewegungen
abbremsen kann.

Die so geformte Mulde aus den beiden Meniscusspangen und dem
Hoffaschen Fettkörper wird nun eingeschalt von einer äußerst
komplex gestalteten Gelenkkapsel, welche in sich wieder ein aus-
serordentlich vielseitig und sinnreich gestaltetes Faserwerk
einschließt.

Wenn wir diese verschiedenen Richtungen des Faserverlaufs etwas
analysieren, dann können wir immer wieder v-förmig angelegte
Dreieckstrukturen finden (Abb. 5).

Dank dieser Fasersysteme ist es möglich, wie es das Schema zeigt,
schon eine ausgesprochene Rotationsstabilisierung in der Kapsel
selbst zu erhalten (Abb. 6). Es wird dadurch klar verständlich,
daß schon geringste Überdehnungen und Restlaxitäten der Kapsel
als Folge neben einer eventuellen geringgradigen Aufklappbarkeit
eine vermehrte Rotationsmöglichkeit in den einzelnen Gelenksab-
schnitten geben.

Aktive Elemente der Rotationsbewegung und Rotationsstabilisierung

Quadriceps-Streckapparat, Patella, Patellarsehne

Die physiologische Valgität dieses Streckapparates hat zur Folge,
daß jede Kontraktion dieses sehr kräftigen Muskels auch einen
Rotationseinfluß auf Kniegelenk ausübt (Abb. 7). Entweder drückt
die Patella den lateralen Femurcondylus nach hinten und bewirkt
so eine Außenrotation des Femurs gegenüber dem am stehenden Bein
zum Beispiel festgestellten Tibiaplateau, oder bei frei gehaltenem
Unterschenkel wird die proximale Tibia gegenüber dem Femur innen-
rotiert.

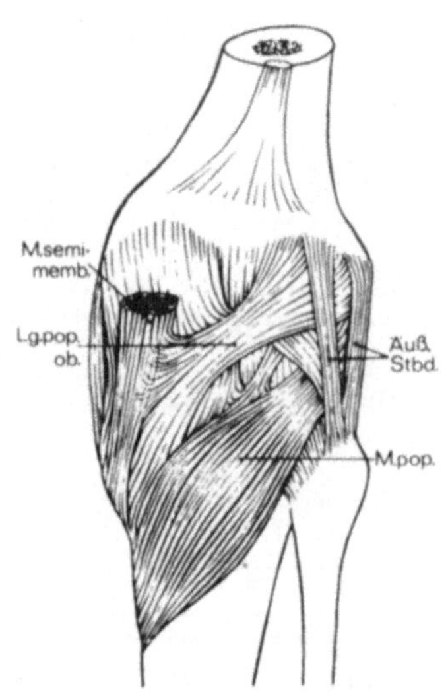

*Abb. 5. Diese Abbildung zeigt
diese V-Struktur übertragen auf
die Anatomie der hinteren Gelenkkapsel, wobei schon das äußere
Seitenband für sich ein V darstellen kann und wobei vor allem die
Pars reflexa der Semimembranosus-
sehne V-förmig in das Ligamentum
popliteum obliquum einstrahlt.
Auch die Einstrahlungszüge der
Popliteussehne sind für sich
V-förmig gegliedert*

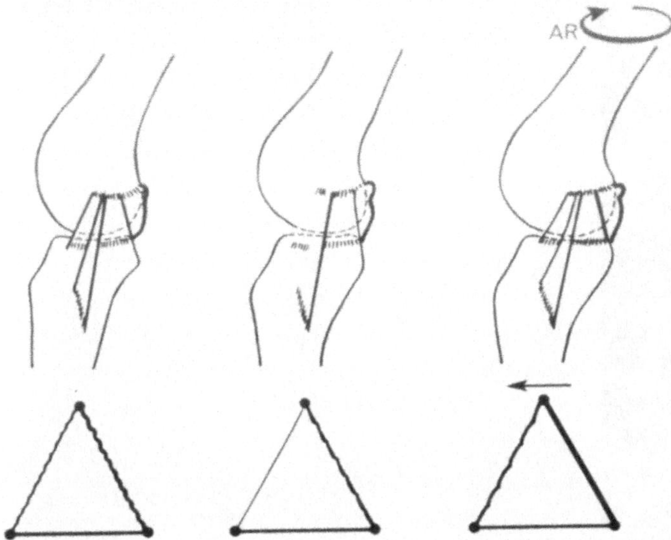

Abb. 6. *Das Schema zeigt das Prinzip der Dreiecksstruktursicherung mit den Anspannungsmöglichkeiten in den verschiedenen Rotationsrichtungen*

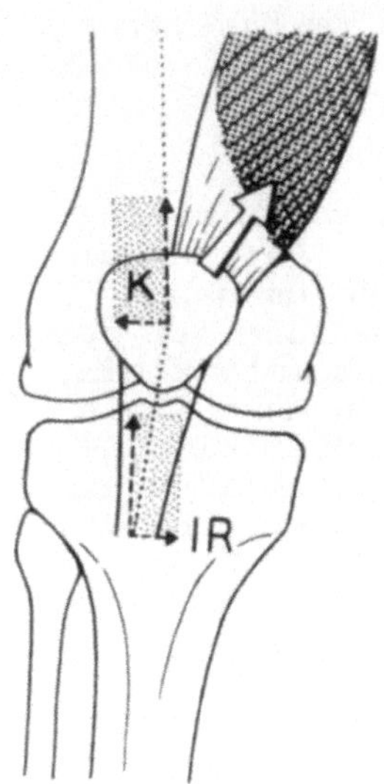

Abb. 7. *Darstellung der Quadricepssehnenvalgität mit der Rotationswirkung auf das distale Femurende bei fixiertem Bein*

Gut trainierte Sportler weisen alle einen ausgesprochen gut entwickelten Musculus vastus medialis auf und können mit diesem aktiv in allen Flexions-Stellungen des Kniegelenkes eine Kontrolle über diese spezielle Rotationswirkung von Patella und Ligamentum patellae ausüben (Abb. 8).

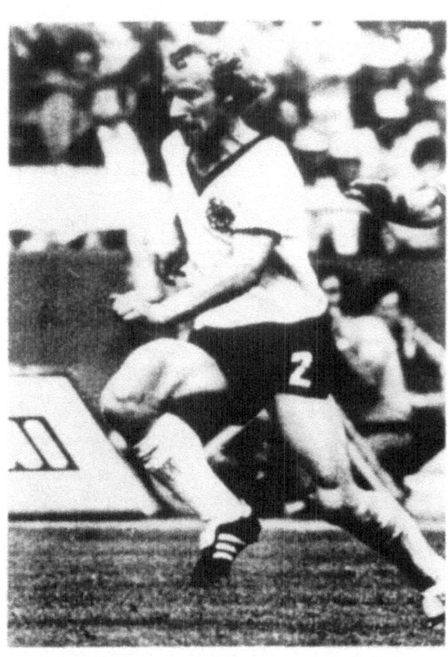

Abb. 8. Diese Abbildung zeigt den voll aktiven Vastus medialis auch bei einer Flexionsstellung von zirka 110 Grad im Kniegelenk

Pes-anserinus-Muskelgruppe

Medialseits folgt dann nach einem gewissen Abstand vom Ligamentum patellae die Sehnenstruktur dieser Dreiergruppe. Der Musculus sartorius, der Musculus gracilis und der Semitendinosus haben einen aktiven Effekt auf die Rotation. In Streckstellung ist der Hebelarm ihrer Aktion, welcher der Rotation zugute kommt, klein, bei zunehmender Flexion wird er größer. In demselben Ausmaß wie die Rotationsmöglichkeit bei zunehmender Flexion größer wird, wird die seitenstabilisierende Wirkung dieser Streckstellung nahezu paralell zum Seitenband liegenden Sehnen geringer (Abb. 9).

Semimembranosus-Sehne

Dieser Muskel setzt weiter hinten am Tibiaeck etwas cranial der Pes-anserinus-Gruppe an und ist ein weiterer wichtiger Innenrotator der Tibia. Zudem hat er eine Pars reflexa, welche direkt in die hintere Kapselwand und ins Ligamentum popliteum obliquum einstrahlt und auf diese Weise eine Anspannung der Kapsel, vor allem bei Flexion, erreichen kann. Damit ist im hinteren Kapselbereich ein weiteres V-förmiges Spannelement für die Rotationsstabilisierung eingebaut.

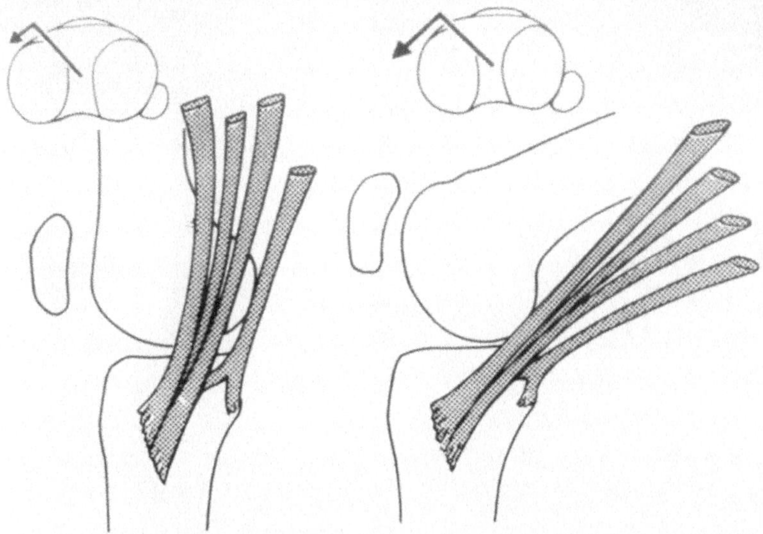

*Abb. 9. Schema über die Veränderung der Rotationswirkung der Pes-
anserinus-Muskelgruppe bei Extension und Flexion, wobei mit zunehmender Flexion der Hebelarm der Rotationswirkung größer wird*

Tractus ilio-tibialis

Der Tractus ist auf der lateralen Seite des neben dem Patellar-
band wichtigste Element einer vorderen und seitlichen Stabilisierung. Der Tractus kann durch die Quadricepsaktion und durch
die Aktion der Hüftmuskulatur aktiv voll gespannt werden und
ist ein nicht zu unterschätzendes Moment der antero-lateralen
Kniestabilisierung.

Musculus biceps

Weiter lateral liegt dann der Ansatz der Bicepssehne am Fibulaköpfchen, welche ähnlich den Muskeln der Pes anserinus-Gruppe
eine Seitenstabilisierung in Streckstellung und eine bedeutende
Rotation bei Flexion bewirkt. Diese Außenrotation der Tibia ist
bei 90 Grad Flexion wegen des langen Hebelarmes für die Rotation
sehr kräftig. Gelegentlich kommt es bei dieser enormen Rotationswirkung nicht zu einer Außenrotation der Tibia gegenüber dem
Femur, sondern zu einer Außenrotation des Fibulaköpfchens zur
Tibia, was dann zur Fibulaköpfchenluxation führen kann (Abb. 10).

Musculus popliteus

Die sehr kräftige Sehne, welche unterhalb des Collateralbandes
auch lateral am Femurcondylus ansetzt, kann die Condylenrolle
außen nach hinten ziehen und so eine nicht zu unterschätzende
und wichtige Rotationsstabilisierung erreichen. Am frei hängen-
den Unterschenkel wirkt der Muskel als Innenrotator des Unterschenkels, gegenüber dem Femur. Bei festgestelltem Fuß wirkt

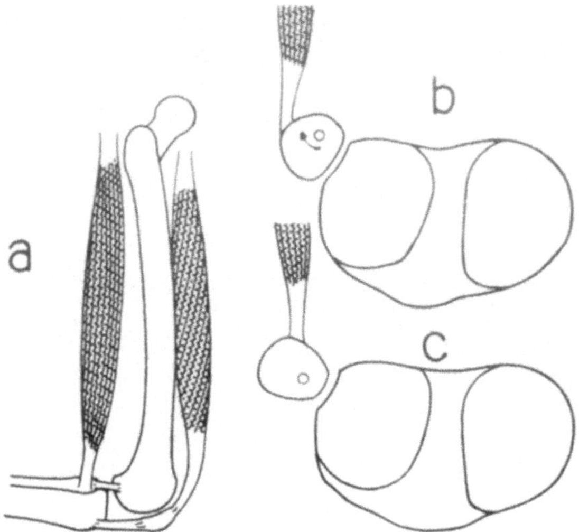

*Abb. 10. F i b u l a k ö p f c h e n l u x a t i o n , welche aufgrund der Rotations-
wirkung der Bicepssehne bei einem stark flektierten Kniegelenk
möglich ist*

der Popliteus als Stabilisator des äußeren Kniegelenkes mit einer
Außenrotation des Femurs auf dem Tibiaplateau. Die Sehne verläuft
dann von der Seite gesehen praktisch paralell zum hinteren Kreuzband und verhindert Schubladenbewegungen. Zusätzlich zu seiner
Hauptsehne, welche an den Condylus zieht, besitzt der Musculus
popliteus zwei weitere wichtige Sehnen-Bindegewebszüge, welche
einesteils den äußeren Meniscus nach hinten ziehen und andererseits die hintere Kapsel mit einem kräftigen Zug anspannen können.

NICHOLAS (18, 19) hat die aktiven und passiven Elemente der Stabilisierung medial und lateral in je einen sogenannten Quadruple
complex zusammengefaßt (Abb. 11).

Der mediale Quadruple complex besteht aus

- dem medialen Seitenband,
- dem Pes anserinus mit Sartorius gracilis und Semitendinosus,
- dem Semimembranosus und
- der medialen hinteren Kapsel mit dem Ligamentum popliteum obliquum

Der laterale Quadruple complex besteht aus

- dem Tractus iliotibialis,
- dem Musculus popliteus,
- dem Musculus biceps femoris und
- dem fibularen Collateralband.

Daß diese Strukturen tatsächlich an der Stabilisierung des Kniegelenkes in den verschiedenen Rotationsstellungen beteiligt sind,
können wir an Fußballspielern in verschiedenen Spielmomenten mit
besonderen Drehstellungen der Extremitäten gut beobachten.

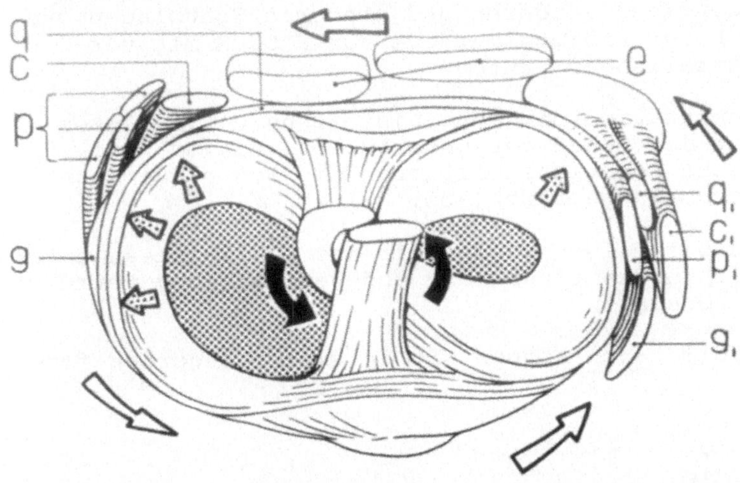

Abb. 11. Darstellung des medialen und lateralen Quadruple complex zur Stabilisierung des Kniegelenkes bei Rotationen nach NICHOLAS

Es zeigt sich dabei immer wieder, daß auch während Extensionsbewegungen, die den Ball führen oder wegschlagen, die Rotatoren ebenfalls agieren. Obwohl sie als Flexoren Antagonisten des M. quadriceps sind, spannen sich ihre Muskelbäuche wegen der geforderten Rotation mit viel Kraft an. So auf der medialen Seite die Pes-anserinus-Gruppe und der Semimembranosus und auf der lateralen Seite der Tractus und der Biceps, welcher oft ganz besonders prominent hervorgeht.

Die Instabilitätsformen

Wir unterscheiden einfache und komplexe Formen der Instabilität.

Unter einer einfachen Instabilität verstehen wir eine pathologische Beweglichkeit um nur eine einzige Achse. Es sind dies meisten Fälle mit einer mäßigen Aufklappbarkeit, bei welchen die Gewalteinwirkung mit dem Rißgeschehen Halt gemacht hat, bevor vollständige Rupturen im Kapselbandbereich aufgetreten sind. In diesen Fällen hat eine konservative, meist funktionelle Therapie ihre Indikation.

Im Gegensatz dazu finden wir bei den sogenannten komplexen Instabilitäten pathologische Beweglichkeiten mit Aufklappungsmöglichkeit um mehrere Achsen.

Beispielsweise kann ein Knie in voller Streckung nach lateral aufgeklappt werden, kann in Beugung aufgeklappt werden und weist zudem Schubladeninstabilitäten nach vorne oder hinten auf.

Die Prüfung der Schubladeninstabilität gibt uns nun die Möglichkeit, vor allem Rotationsinstabilitäten zu diagnostizieren. Wir

kennen alle die eindeutigen vorderen und hinteren Schubladen und
müssen diese nun nach der Prüfungsmethode von SLOCUM mit verschiedenen Rotationsstellungen prüfen.

Der Fuß wird in Innenrotation, in Neutralstellung und in Außenrotationsstellung mit dem Gesäß des Untersuchers fixiert und
in diesen verschiedenen Rotationspositionen die Schublade nach
vorne oder hinten nochmals geprüft (Abb. 12).

Es zeigt sich dann dabei meistens, daß wir das Tibiaplateau unter
der Condylenrolle oft in der einen oder anderen Richtung vermehrt
hin und her bewegen können.

Diese Rotationsinstabilitäten können wir in vier Kategorien finden:

a) die antero-mediale,
b) die antero-laterale,
c) die postero-laterale,
d) die postero-mediale Rotationsinstabilität.

Der Häufigkeit nach finden wir sie in der eben beschriebenen Reihenfolge; das heißt, am häufigsten finden wir die antero-mediale
und am seltensten die medio-posteriore Rotationsinstabilität.

Als theoretische Überlegung dazu interessiert uns besonders das
Verhalten des Drehpunktes bei diesen pathologischen Rotations-
formen. Auch in diesen Fällen ist es außerordentlich schwierig,
diesen Drehpunkt genau zu lokalisieren, aber auf jeden Fall wandert er vom instabilen Kompartiment des Kniegelenkes weg auf die
stabilere Seite; so beispielsweise bei der antero-medialen Instabilität geht er nach lateral vorn, bei der antero-lateralen
wandert er gegen medial vorn, während er bei den hinteren Rota-

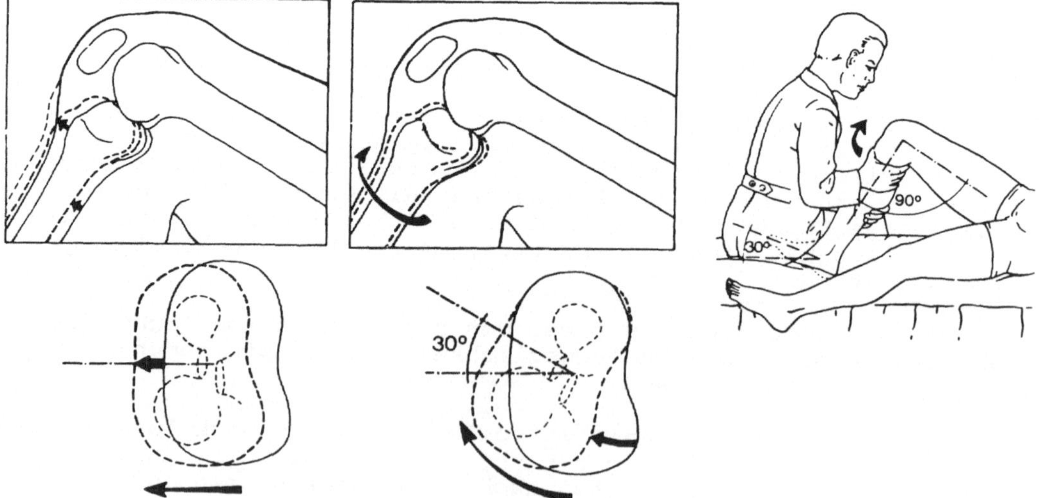

*Abb. 12. Darstellung des Unterschiedes einer eigentlichen vorde-
ren und einer eigentlichen Rotationsschublade*

tionsinstabilitäten nach medial, resp. nach lateral hinten sich
verlagert.

Operative Möglichkeiten der Rekonstruktion

SLOCUM hat meines Wissens mit seiner Publikation über die antero-
mediale Rotationsinstabilität auch als erster einen spezifischen
Eingriff zur Stabilisierung dieser Rotationsschubladen angegeben.

Er dreht dabei die Pes-anserinus-Sehnengruppe so gegen cranial
um, daß aus den Flexoren mehrheitlich Innenrotatoren werden. Mit
dieser aktiven Kraft soll die passive Instabilität bekämpft werden. Damit ist auch eine neue Idee, nämlich die der sogenannten
aktiven Bandplastik, zu einem klar verstehbaren technischen Verfahren geworden. Die aktive Plastik baut auf der Tatsache auf,
daß über Muskeln und Sehnen bei Instabilität eine aktive Kompensation beispielsweise durch den M. quadriceps möglich wird. Mit
dieser Erfahrung wird bei den aktiven Plastiken den zur Stabilisierung in Frage kommenden Muskeln (z.B. aus dem medialen oder
lateralen Quadruple complex) eine neue Ansatzstelle mit günsti-
geren Hebelarmverhältnissen für die neugeschaffene Funktion gegeben.

Nach den Erfahrungen von TRILLAT (34-37) hat sich die Kombination
dieser Slocumschen Operation (31) mit einer Medialisierung der
Tuberositas tibiae nach der Technik von ELMSLIE besonders bewährt.
Sobald aber zu diesen Komponenten der antero-medialen Rotationsinstabilität auch Aufklappbarkeiten im Valgus-Sinne dazukommen,
reicht diese Möglichkeit der Stabilisierung nicht und es müssen
die größeren Eingriffe, wie sie O'DONOGHUE (20-22) im Grundprin-
zip beschrieben hat, angewandt werden. Bei diesen Operationen
wird die ganze mediale und hintere Kapsel vom Tibiakopf abgelöst
und weiter distal an der Tibia neu verankert. Damit hat man den
Vorteil gegenüber Einzelbandplastiken, daß man eben die ganze
Komplexität der Kapsel mit ihren sehr vielfältigen Faserstrukturen
distalisiert und nicht bloß der Rekonstruktion eines einzigen
Bandfaserzuges den Vorzug gibt (Abb. 13).

Für die laterale Seite, wo wir verhältnismäßig häufig noch die
antero-laterale Instabilität mit einer Aufklappbarkeit im Varus-
Sinne finden, hat sich die Trillatsche Operation auch bei uns
besonders bewährt (Abb. 14).

Es wird dabei ein Sagitalschnitt durch das Fibulaköpfchen so angelegt, daß der gelenktragende Teil zur Tibia hin am Fibulaschaft
bestehen bleibt, während ein Knochenfragment, welches den Ansatzpunkt des fibularen Collateralbandes und der Biceps-Sehne
trägt, ausgelöst wird und nach einer Distal-ventral-Verlagerung
auf die Tibia am neuen Ort mit Schrauben wieder befestigt wird.
Sind die Instabilitätsverhältnisse auch hier lateral sehr komplex, dann sind auf dieser Seite ebenso bis hinten an der Tibia
die capsulo-ligamentären Strukturen vom Knochen abzulösen und
weiter distal zu reinserieren.

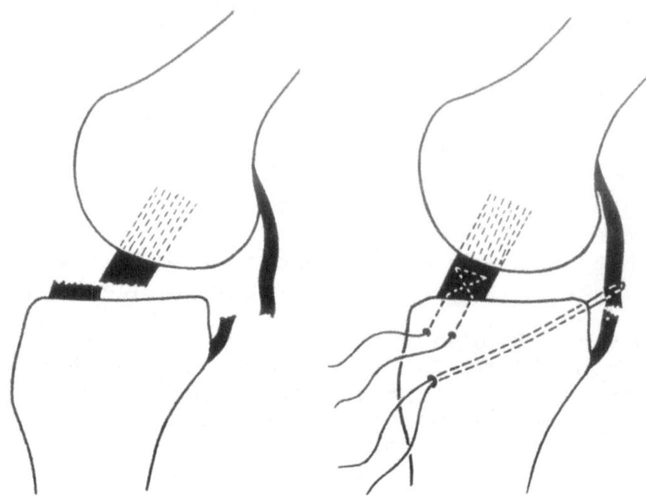

Abb. 13. Darstellung der Wichtigkeit der hinteren Kapsel, die für die vordere Stabilisierung so von Bedeutung ist, wie das vordere Kreuzband

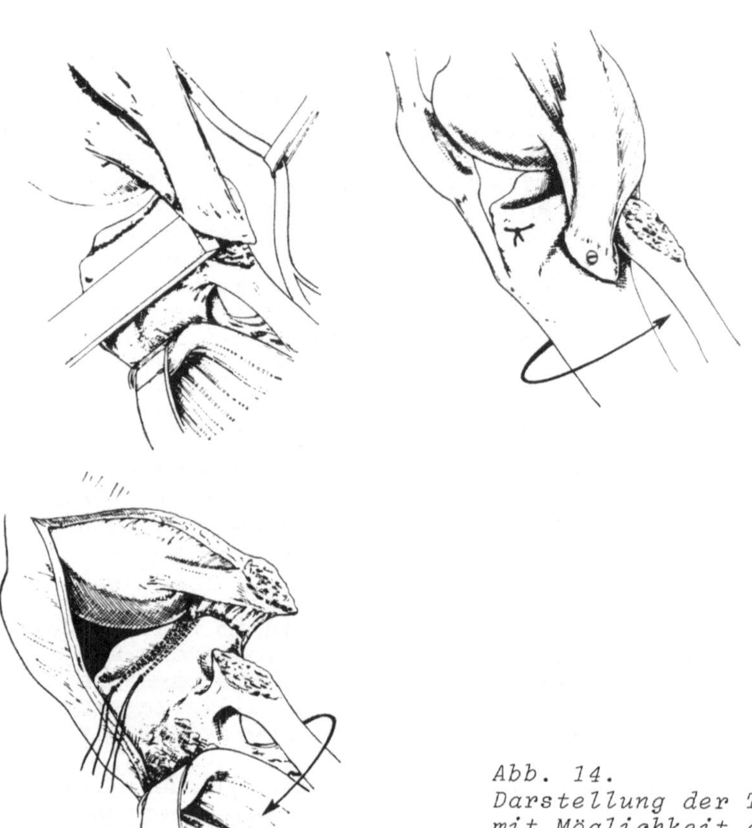

Abb. 14.
Darstellung der Trillat-Plastik mit Möglichkeit der Fixation der hinteren Kapsel

Schlußbetrachtungen

Wir dürfen dabei nicht außer Acht lassen, daß die Indikationsstellung für diese verschiedenen Operationstypen genaueste Kenntnisse der Untersuchungsmethodik und der Operationstechniken er-
fordert.

Sämtliche Gelenkstrukturen müssen in die Diagnostik und nach folgender Planung miteinbezogen werden:

In welchem Zustand sind die Menisci? Im Idealfall läßt sich diese
Transpositionsoperation der Gelenkkapsel mit Distalisierung an
der Tibia nur dann problemlos durchführen, wenn anläßlich des
Unfalles die Meniscektomie durchgeführt worden war oder wenn der
Meniscus bei der Operation wegen Zerreissung mitentfernt werden
muß. Allerdings ist es in Einzelfällen auch möglich gewesen, den
Meniscus mit der innersten Kapselschicht soweit stumpf zu lösen,
daß die hauptsächliche Distalisierung der Kapsel in ihren äußeren Schichten mit den mittellangen und langen Faserzügen erfolgen kann.

Zuletzt sei noch ein technischer Hinweis zu diesen Rekonstruk-
tionsmöglichkeiten gegeben.

Wir haben in den letzten Jahren ein Befestigungssystem für abgelöste Kapsel- und Bandstrukturen entwickelt, indem wir eine
spezielle Unterlagsscheibe zu den von uns verwendeten AO-Schrau-
ben haben konstruieren lassen. Diese Unterlagsscheibe weist an
ihrer Peripherie einen ringsum angeordneten Zackenkranz auf, mit
welchem die Weichteile sicher gefaßt werden können und womit man
sie am Knochen gut befestigen kann (Abb. 15). Es ist dabei prinzipiell kein Unterschied zu machen zwischen der Versorgung bei
frischen Verletzungen mit für diese Fixation günstigen Gewebs-
abrissen und zwischen der Wahloperation mit bewußt für diese
Fixationstechnik abgelöster Kapsel.

Da wir in der letzten Zeit für diese Operationstechniken die
Kapsel meist mit einer feinen Lamelle Knochen ablösen konnten,
ist es uns nach der Refixation auch oft möglich gewesen, Patienten ohne Gipsfixation nachzubehandeln.

Damit ist ein weiterer Schritt in Richtung auf eine wirkliche
funktionelle Behandlung auch dieser schweren posttraumatischen
Folgezustände am Kniegelenk möglich geworden. Die besten Erfolgs-
aussichten bei allen rekonstruktiven Verfahren haben wir aber nur
dann, wenn möglichst schon bei der primären Versorgung die Läsionen systematisch erkannt und die anatomischen Strukturen nach
Möglichkeit wieder hergestellt worden sind. Als Abschluß möchten
wir deshalb die Tabelle 1 mit einer Übersicht über die Verletzungsfolgen je nach dem zu Grunde liegenden Unfallmechanismus als
Verbindung zur frischen Verletzung anführen. Die frische Kapsel-
bandverletzung steht am Anfang jeder chronischen Instabilität am
Kniegelenk.

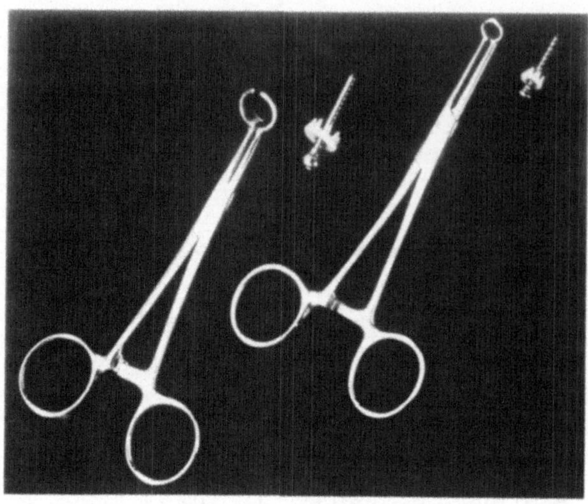

Abb. 15. Darstellung der Zackenkranzscheiben zur Fixierung flacher Bandausrisse oder Bandausrisse mit feinen Knochenlamellen

Tabelle 1. Unfallmechanismus und Verletzungsfolgen am Kniegelenk

Krafteinwirkung	Verletzung Band-Kapsel-Apparat	Knorpel-Knochen-Läsion
in der Horizontalebene		
von lateral	Mediales Seitenband (Kapsel) (mit zunehmender Größe der Gewalt: Kreuzbänder, hinterer Kapsel Valgus- und Rotationsinstabilität)	Kompressionsfraktur des lateralen Tibiaplateaus
von medial	Laterales Seitenband (Kapsel) (Biceps-, Popliteussehnenausriß, Kreuzbänder, Tractus iliotibialis, hintere Kapsel Varus- und Rotationsinstabilität)	Kompressionsfraktur des medialen Tibiaplateaus
von hinten gegen Tibia	Vorderes Kreuzband und vordere Kapsel-Band-Strukturen, medial und lateral (zusätzlich mediale und laterale Kapsel, hinteres Kreuzband, hintere Kapsel vordere Instabilität)	

Tabelle 1. (Fortsetzung)

von vorne gegen Tibia	Hinteres Kreuzband und hintere Kapsel (hintere mediale und laterale Kapsel, Popliteus-, Bicepssehnenausriß, vorderes Kreuzband hintere Instabilität)	
gegen Patella	Hyperextension: medialer Bandkomplex, hinteres Kreuzband und hintere Kapsel (postero-mediale Instabilität)	Patellafraktur, Chondropathia patellae, Impression am Femurcondylus, Femurcondylenfraktur, Hüftluxationsfraktur ("dash-bord fracture")
Um Horizontal- und Vertikalachse		
Abduktion und Außenrotation der Tibia	Postero-medialer Band- und Kapselkomplex + medialer Meniscus + vorderes Kreuzband (unhappy triad) (antero-mediale Instabilität)	"Osteo-chondral fractures" infolge Patellaluxation an Patella- und Femurcondylen
(noch größere Gewalteinwirkung im obigen Sinn)	"Pentade malheureuse interne" Innenband, beide Kreuzbänder und Innen- und Außenmeniscus	Evt. multiple Ausriß-Abscherfrakturen
Adduktion und Innenrotation der Tibia	Lateraler Bandkomplex + vorderes Kreuzband + evtl. laterales Meniscusvorderhorn (antero-laterale Instabilität)	
(bei noch mehr Gewalteinwirkung von medial her)	"Pentade malheureuse externe" Außenband und Bicepssehne + Tractus iliotibialis, Außenmeniscus, beide Kreuzbänder + in 50% N.-peronaeus-Läsion	Evtl. multiple Ausriss- und Abscherfrakturen

Literatur

1. BANDI, W.: Helv. chir. acta Suppl. 11 (1972).
2. BURRI, C., HUTSCHENREUTER, P., RADDE, J.: Exerpta med. 298, 4 (1973).

3. CASTAING, J., BURDIN, Ph., MOUGIN, M.: Rev. Chir. orthop. 58, Suppl. (1972).
4. DEBEYRE, J., ARTIGOU, J.M.: Rev. Chir. orthop. 59, 641 (1973).
5. FICAT, P.: Pathologie Fémoro-Patellaire. Paris: Masson 1970.
6. FICAT, P.: Pathologie des Ménisques et des Ligaments du genou. Paris: Masson 1962).
7. GOODFELLOW, J.W., HUNGERFORD, D., WOODS, D.C., ZINDEL, M.: J. Bone Jt. Surg. 56 B, 198 (1974).
8. HELFET, A.J.: The Management of Internal Derangement of the Knee. Philadelphia: Lippincott 1963.
9. HENCHE, H.R.: Z. Orthop. 111, 523 (1973).
10. HÖHNDORF, .: Med. Sport 12, Heft 3 1972).
11. HOUGSTON, J.C.: J. Bone Jt. Surg. 50 B, 1003 (1968).
12. HOUGSTON, J.C., EILERS, A.F.: J. Bone JT. Surg. 55 A, 923 ((1973).
13. HOUGSTON, J.C., STONE, M., ANDREWS, J.R.: J. Bone Jt. Surg. 55 A, 1318 (1973).
14. INGWERSEN, O.S. (Ed.): The Knee Joint. Amsterdan: Excerpta Medica 1974. New York: American Elsener Publishing.
15. JANI, L., MÜLLER, W., DOLANC, B.: Ther. Umsch. 30, 260 (1972).
16. MORSCHER, E., MÜLLER, W.: Ther. Umsch. 31, 227 (1974).
17. MÜLLER, We.: Das Kniegelenk des Fußballers. Orthopäde 3, 193 (1974).
18. NICHOLAS, J.A., FREIBERGER, R.H., KILLORAN, P.: J. Amer. med. Ass. 212, 2236 (1970).
19. NICHOLAS, J.A.: J. Bone Jt. Surg. 55 A, 899 (1973).
20. O'DONOGHUE, D.H.: J. Bone Jt. Surg. 32 A, 721 (1950).
21. O'DONOGHUE, D.H.: J. Bone Jt. Surg. 48 A, 503 (1966).
22. O'DONOGHUE, D.H.: J. Bone Jt. Surg. 55 A, 941 (1973).
23. ODGEN, J.A., SOUTHWICK, W.O.: J. Bone Jt. Surg. 55 A, 1319 (1973).
24. OWEN, R.: J. Bone Jt. Surg. 50 B, 342 (1968).
25. PIPKIN, G.: Clin. Orthop. 74, 161 (1971).
26. PIPKIN, G.: J. Bone Jt. Surg. 32 A, 363 (1950).
27. RICKLIN, P., RÜTTIMANN, A., DEL BUONO, M.S.: Meniscus lesions. Practical Problems of Clinical Diagnosis, Arthrography and Therapy. Stuttgart: Thieme 1971.
28. ROBERTS, E.M., METCALF, A.: Mechanical analysis of kicking, medicine and sport: Biomechanics I. 1 st. Int. Seminar Zürich 1967. (Hrsg. JOKL, E.) Basel, New York: Karger 1968.
29. ROBERTS, I.M.: The Surgial Knee. Surg. Clin. N. Amer. 54, 1313 (1974).
30. SLOCUM, D.B., LARSEN, R.L.: J.Bone Jt. Surg. 50 A, 226 (1968).
31. SLOCUM, D.B.: J. Bone Jt. Surg. 50 A, 211 (1968).
32. SMILIE, I.S.: Injuries of the knee joint.
33. SMILIE, I.S.: Diseases of the Knee Joint. London, Edinburgh: Churchill Livingstone 1974.
34. TRILLAT, A., DEJOUR, H., COUETTE, A.: Rev. Chir. orthop. 50, 813 (1964).
35. TRILLAT, A., DEJOUR, H.: Rev. Chir. orthop. 53, 331 (1967).
36. TRILLAT, A., DEJOUR, H., BOUSQUET, G.: Lyon: Simep éditions 1971.
37. TRILLAT, A., FICAT, P.: Rev. Chir. orthop. 58, Supple. 132 (1972).
38. WINKELMANN, B.: Meniskusschaden beim Sportler. 24. Sportärztekongress in Würzburg, 14.-17. Oktober 1971.
39. ZIPPEL, H.: Meniskusverletzungen und Meniskusschäden. Leipzig: Johann Ambrosius Barth 1973.

Die anbehandelte „unhappy triad"

M. Jäger und C.J. Wirth

O'DONOGHUE (4) prägte den Begriff "unhappy triad" für die Kombinationsverletzung des vorderen Kreuzbandes, des Innenbandes und des inneren Meniscus am Kniegelenk. Er forderte eine exakte Diagnostik und die konsekutive operative Versorgung.

Diese Auffassung hat sich in den letzten 25 Jahren noch nicht allgemein durchgesetzt.

Quasi als Nebenergebnis einer umfassend angelegten Nachuntersuchung von Kniebandverletzungen konnten wir feststellen, daß sich unter 148 operativ versorgten Kniebandschäden aus dem Krankenbestand von 1963 bis 1974 der Orthopädischen Klinik München 20 veraltete "unhappy triad"-Fälle befanden. Das sind 13,5 % aller Bandschäden und 17,5 % aller veralteten Bandschäden. Bei einem nicht unerheblichen Prozentsatz unserer operativ versorgten Kniebandschäden handelt es sich also um veraltete "unhappy triad"-Verletzungen. Das Durchschnittalter dieser Patienten war 31 7/12 Jahre, die Geschlechtsproportion annähernd 4:1 männlich : weiblich, der Verletzungsanlaß überwiegend der Sport, gefolgt von Verkehrsunfällen (Tabelle 1).

Tabelle 1

Nachuntersuchungszeitraum:	1963 - 1974
Operativ versorgte Kniebandschäden:	148
Veraltete "unhappy triad"-Fälle:	20
13,5 % der Kniebandschäden	
17,5 % der veralteten Kniebandschäden	

Sämtliche veralteten "unhappy triad"-Fälle waren andernorts in irgendeiner Weise operativ oder konservativ vorbehandelt worden. Bei der operativen Behandlung überwog die mediale Meniscektomie, manchmal kominiert mit Innenbandreparationen. Nur in einem Fall war der Versuch einer der Kombinationsverletzung entsprechenden Behandlung unternommen worden, in Form der Kreuzband-Innenband-Naht. Ein nicht unerheblicher Teil der Patienten war lediglich einer konservativen Behandlung mit Gipshülle oder Oberschenkelgips unterzogen worden (8 Patienten) (Tabelle 2).

Tabelle 2

Vorangegangene Operationen:	6
Meniscektomie medial	2
Meniscektomie medial, Innenbandplastik	1
Meniscektomie medial, Innenbandraffung	1
Meniscektomie medial, Innenbandraffung, Kb-Excision	1
Kreuzbandnaht, Innenbandnaht	1
Innenbandplastik	1
Vorangegangene konservative Behandlung:	
Gipshülse	7 (durchschnittl. 6 Wochen)
Oberschenkelliegegips	1 (8 Monate, Schienbeinkopffissur)

Der Zeitraum, der zwischen der Verletzung und der endgültigen
Operation in unserem Hause verstrich, kann gedrittelt werden.
Ein Drittel der Patienten kam 1/2 bis 1 Jahr nach dem Unfall,
ein weiteres Drittel 1 bis 3 Jahre, und das letzte Drittel kam
nach mehr als 3 Jahren (Tabelle 3).

Tabelle 3

Zeitraum Verletzung - endgültige Op. im Hause:	
unter 6 Monaten:	keiner
6 Monate - 1 Jahr:	6
1 - 2 Jahre:	5
2 - 3 Jahre:	2
mehr als 3 Jahre:	7 (2 x 4 Jahre, 2 x 5 Jahre, 6 Jahre, 10 Jahre, 12 Jahre)

Die Mehrzahl der Patienten klagte über ein Instabilitätsgefühl
im verletzten Kniegelenk, das sich hauptsächlich beim Versuch
der Sportausübung und beim Treppensteigen unangenehm zeigen würde. Etwa die Hälfte der Patienten klagte über Schmerzen im Kniegelenk. Etwa 2/3 klagte über ein Wegknicken des Kniegelenkes im
Bereich der Innenseite des Kniegelenkes oder darüber, daß das
Kniegelenk in diesem Bereich häufig "herausspringe"; Klagen, die
wir nach unserem heutigen Wissen auf eine konsekutive Rotationsinstabilität nach nichtbehandelten oder inadäquat behandelten
Kombinationsbandschäden zurückführen müssen.

Eine präoperative Gonarthrose vom initialen Charakter wiesen 9
Patienten auf, eine mäßige Arthrose 3, eine mittelgradige Arthrose 2, und eine schwere Arthrose war präoperativ nie vorhanden.
6 Patienten hatten keine Arthrose.

Als intraoperativer Befund konnte neben der obligaten Auslocke-
rung des Innenbandes das vordere Kreuzband 15 mal nicht mehr dargestellt werden. In 5 Fällen war es gelockert und elongiert. In
7 Fällen war zusätzlich ein deutlicher Knorpelschaden in Form von
Schliffspuren und Erweichungsherden meist im medialen Kniecondy-
lenbereich feststellbar.

Zur Beseitigung der veralteten Bandschäden, die, wie wir heute
wissen, fast immer zur Rotationsinstabilität des Kniegelenkes
führen, haben wir Kreuzband- und Innenbandplastiken durchgeführt.
Zum Ersatz des Kreuzbandes haben wir vorwiegend die Brückner-
Plastik angewandt, jedoch auch Sehnen- und Innenmeniscusplasti-
ken. Einmal haben wir das freie Transplantat, also nicht gestielt,
jedoch mit 2 Knochenenden benutzt, in 2 Fällen eine Kreuzband-
raffung, und in 2 Fällen wurde lediglich der Innenbandapparat
operativ behandelt. Zur Innenbandplastik wurde in der Mehrzahl
der Fälle Sehnenmaterial verwendet, nur einmal lyohpilisierte
Dura, das Innenband mehrmals versetzt und in 9 Fällen gerafft.

Die Ruhigstellung nach der Operation betrug durchschnittlich
7 Wochen (maximal 8 Wochen, minimal 6 Wochen). Die daran an-
schließende Nachbehandlungszeit war im Durchschnitt 4, 5 Wochen
(maximal 14 Wochen, minimal 1 Woche). Als Komplikationen sind
zu nennen: 3 Reoperationen, einmal wegen der Lockerung einer
Brückner-Plastik, einmal wegen eines belassenen Meniscushinter-
hornes, und einmal wurde zusätzlich eine Pesanserinus-Transplan-
tation wegen nicht beseitigter Rotationsinstabilität vorgenommen.
In 2 Fällen kam es zu einer Sudeckschen Dystrophie und in weiteren 2 Fällen mußte später eine Narkosebeugung durchgeführt werden.

Nachuntersuchungsergebnisse (Tabelle 4 und 5)

Von den 20 Fällen mit einer veralteten "unhappy triad" konnten
14 nachuntersucht werden. Die subjektive Beurteilung wurde nach
einem 1955 von O'DONOGHUE abgegebenen Schema durchgeführt. Als
zufrieden mit dem Operationsergebnis wurde nur eingereiht, wer
sämtliche 4 Fragen positiv beantworten konnte, als bedingt zufrieden, wer z.B. mit dem Op.-Ergebnis zufrieden war, jedoch seiner sportlichen Tätigkeit nicht mehr nachkam. Wurden hingegen
mehrere Unterfragen, also Punkt 2, negativ beantwortet, so wurde
ein unzufriedenes Ergebnis angenommen. Die objektive Beurteilung
erfolgte in Modifikation nach O'DONOGHUE (4). Es wurde unterschieden zwischen einem sehr guten, guten, befriedigenden, mäßigen und schlechten Ergebnis. Die Rotationsinstabilität wurde nicht
mehr gesondert aufgeführt. Jedoch war sie bei mäßigen und schlechten Ergebnissen deutlich vorhanden. Die 14 nachuntersuchten Patienten wurden 1 bis 3 6/12 Jahre nach der Operation erfaßt. Der
Übersicht halber wurde eine Unterteilung nach den kreuzbandpla-
stischen Maßnahmen vorgenommen. Folgendes fiel auf:

Die Brückner-Plastiken, kombiniert mit innenbandplastischen Maßnahmen, lagen am kürzesten zurück. Sie zeigten subjektiv die

schlechteste Bewertung. Objektiv hingegen waren die sehr guten, guten und befriedigenden Ergebnisse gegenüber den mäßigen im Verhältnis 4 : 1. Der Ausprägungsgrad der röntgenologischen Arthrose gab bei der näheren Analyse keinen sicheren Hinweis auf die subjektive Unzufriedenheit. Geklagt wurde am häufigsten über Schmerzen. Inwieweit die Erwartung des Patienten in das operative Ergebnis mit ausschlaggeben ist für das schlechte subjektive Ergebnis, kann nicht beurteilt werden. Letztendlich ist die Diskrepanz zwischen subjektiven und objektiven Untersuchungsergebnissen bekannt, was O'DONOGHUE 1961 schon zu einer gewissen resignierenden Feststellung veranlaßt hat. Die Kreuzbandplastiken mit anderen Materialien als dem gestielten Ligamentum-patellae-Transplantat, kombiniert fast ausschließlich mit Innenbandraf-

Tabelle 4. Objektive Beurteilung (Modif. nach O'DONOGHUE, 1963)

	Schublade-Beweglichkeit		Aufklappbarkeit medial	Quadricepsatrophie
sehr gut	Ø	frei	Ø	Ø
gut	+	endgradig 140° eingeschränkt	+	1 cm
befriedigend	++	mäßig 125–140° eingeschränkt	++	2 cm
mäßig	+++	mittelgrad. 100–125° eingeschränkt	+++	3 cm
schlecht	++++	stark unter 100° eingeschränkt	++++	3 cm

Tabelle 5. Subjektive Beurteilung (nach O'DONOGHUE, 1955)

1) Stört Sie Ihr operiertes Kniegelenk?________

2) Ist das operierte Kniegelenk so gut wie das andere?________
   Wenn nein:

   Schmerzt es?________Ist es locker oder wackelig?________
   Ist die Beweglichkeit eingeschränkt?________
   Schwillt es an?________
   Scheint es schwach zu sein?________
   Knickt es ein oder schnappt es?________
   Hindert es Sie, in die Hocke zu gehen?________
   Haben Sie Schwierigkeiten beim Treppensteigen?________
   Begrenzt es Ihre Tätigkeit? Wie?________
   Hindert es Sie bei der Arbeit?________

3) Sind Sie völlig zufrieden mit dem Operationsergebnis?________

4) Hat Sie Ihr Knie von weiterer sportlicher Tätigkeit abgehalten?________

fungen, waren in ihren Ergebnissen zufriedenstellend und gut. Aufgrund der geringen Zahl verbietet sich jedoch eine allgemeingültige Interpretation.

Da auch die objektiven Ergebnisse der mit Brückner-Plastik und innenbandplastischen Maßnahmen versorgten Patienten nicht voll befriedigten, hat einer von uns gemeinsam mit ARTMANN (1) grundsätzliche Untersuchungen zum Kreuzbandersatz durchgeführt. Große Bedeutung kommt dabei der exakten Nachahmung des anatomischen Verlaufes zu. Meist wird eine zu kurze Verlaufsstrecke beim Ersatz des vorderen Kreuzbandes gewählt, was zu Arretierungen der Beweglichkeit im Kniegelenk oder letztendlich zur Überdehnung des Transplantates führt. Mit einem Fadenmodell konnte nachgewiesen werden, daß der Bewegungsablauf nur bei exakter anatomischer Verlaufsrichtung des Transplantates ungestört bei ausreichender Spannung des Transplantates gewährleistet ist. Durch weitere anatomische Studien und röntgenologische Ausmessung von 100 Kniegelenken konnte festgestellt werden, daß nur in 13 % der Fälle eine ausreichende Länge des Transplantates bei Benützung der Brückner-Technik gegeben ist. In 87 % der Fälle ist das Implantat um 4-26 mm zu kurz. Aus diesem Grunde nehmen wir heute grundsätzlich ein freies Ligamentum-patellae-Transplantat, das an beiden Seiten in Verbindung mit seinen Knochenansatzpunkten belassen wird, und so transplantiert wird.

Die veraltete "unhappy triad" führt in fast allen Fällen zur Rotationsinstabilität. Wir begannen deshalb vor einem knappen Jahr insbesondere unter dem Eindruck der Arbeiten von SLOCUM (5) und O'DONOGHUE (4), NICHOLAS (3) u.a. zusätzlich zur vorderen Kreuzbandplastik und innenbandplastischen Maßnahmen die Pes-anserinus-Plastik zu kombinieren. Wir haben bisher 14 Fälle in dieser Weise operiert. Eine Aussage ist jedoch nach diesem kurzen Zeitraum noch nicht möglich. Wir sind jedoch im Gegensatz zu anderen Autoren (SLOCUM (5), NICHOLAS (3) mit TRILLAT (7), O'DONOGHUE (4) u.a. daß bei veralteten Bandverletzungen, insbesondere der veralteten "unhappy triad", eine alleinige ausgedehnte extraarticuläre Bandplastik dem Verletzungstypus nicht ganz gerecht wird.

Abschließend sei auf einen Vergleich zwischen den anbehandelten, also verspätet zur Behandlung gekommen "unhappy triad"-Fällen und einem etwa gleich großen Kontingent von frischen Kniebandverletzungen, die zu 2/3 aus "unhappy triad"-Fällen bestanden, hingewiesen. Es wurde dabei nach den gleichen Kriterien von O'DONOGHUE bewertet. Bei den subjektiven Ergebnissen waren nur zufriedene und bedingt zufriedene Feststellungen, objektiv war bis auf ein befriedigendes Ergebnis das Nachuntersuchungsergebnis sehr gut bis gut. Aus der Diskrepanz der Ergebnisse bei anbehandelten bzw. veralteten "unhappy triad"-Fällen und den Ergebnissen bei frischen "unhappy triad"-Fällen darf die Forderung abgeleitet werden, daß kombinierte Kniebandverletzungen sobald als möglich ausschließlich einer operativen Behandlung zugeführt werden sollen. Dadurch können die Ergebnisse deutlich verbessert werden. Die veralteten Fälle sind in ihrer Behandlung problematischer. Evtl. ist zu erwarten, daß die jetzt durchgeführten Bandplastiken, kombiniert mit funktionellen Maßnahmen, noch bessere Ergebnisse erbringen.

Literatur

1. ARTMANN, M., WIRTH, C.J.: Arch. orthop. Unfall-Chir. <u>79</u>, 149 (1974.
2. BRÜCKNER, H.: Chirurg <u>37</u>, 413 (1966).
3. NICHOLAS, J.A.: J. Bone Jt. Surg. <u>55 A</u>, 899 (1973).
4. O'DONOGHUE, D.H.: J. Bone Jt. Surg. <u>32 A</u>, 721 (1950).
5. SLOCUM, D.B., LARSON, L.: J. Bone Jt. Surg. <u>50 A</u>, 226 (1968).
6. TRILLAT, A., DEJOUR, H., COUETTE, A.: Rev. Chir. orthop. <u>50</u>, 813 (1964).
7. TRILLAT, A., FICAT, P.: Rev. Chir. orthop. <u>58</u>, Suppl. I 32 (1972).

Beitrag zur Biomechanik und zur relativen Bandinsuffizienz des Kniegelenkes

G. Hierholzer und A. Voorhoeve

Die posttraumatische Bandinstabilität zählt wie die Stufenbildung an der Gelenkfläche und die knöcherne Fehlstellung in der Umgebung zu den wichtigsten mechanischen Faktoren, die zur posttraumatischen Arthrose führen. In unserem Referat diskutieren wir zunächst einige biomechanische Fragen, die sich nach einer Verletzung am Kniegelenk aus einer primären oder sekundären Bandinstabilität ergeben. Danach wird auf die sogenannte relative Bandinsuffizienz und deren Behandlung eingegangen.

Zunächst ist festzustellen, daß im Gegensatz zu den Schaftanteilen der Röhrenknochen die Gelenke und damit auch das Kniegelenk einer ausschließlichen Druckbeanspruchung ausgesetzt sind. Eine Biegebeanspruchung entfällt, weil das Drehmoment der Muskeln an den Gelenken ebenso groß ist wie das Drehmoment, das sich an der unteren Gliedmaße aus der Körperschwere und an der oberen Gliedmaße aus der zu tragenden Last ergibt. Auch Schubkräfte werden nicht im Gelenk selbst, sondern an dem daran angrenzenden Gewebe wirksam, das zur Neutralisation einen entsprechenden trajektoriellen Aufbau aufweist.

An der unteren Gliedmaße ergibt sich die Druckbelastung aus der Resultierenden der einwirkenden Muskelkraft und dem Körpergewicht. Daraus wird ersichtlich, daß das Kniegelenk bereits beim Gehen ohne zusätzliche körperliche Tätigkeit einer relativ hohen Druckbeanspruchung ausgesetzt ist. An den Gelenken der oberen Gliedmaße tritt demgegenüber eine hohe Druckbelastung nur bei schwerer körperlicher Arbeit auf. Die Resultierende aus der einwirkenden Muskelkraft und der Gegenkraft wird dabei durch die zu tragende Last oder den bei einer körperlichen Arbeit zu leistenden Gegendruck bestimmt. Daraus ist ersichtlich, daß an der oberen Gliedmaße also auch beim schwer arbeitenden Menschen der Hebelarm der Last jeweils nur kurzfristig eine hohe Druckbeanspruchung verursacht. An der unteren Gliedmaße ist in aufrechter Haltung die Druckbeanspruchung <u>nur</u> beim Zweibeinstand relativ gering, weil die Belastungslinie jeweils durch das Gelenkzentrum oder weitgehend durch das Gelenkzentrum verläuft und somit zur Erhaltung des Gleichgewichtes am Gelenk nur eine geringe Muskelkraft erforderlich ist. Qualitativ werden die Gelenke also gleich belastet. Unabhängig von dem quantitativen Unterschied der Belastung zwischen der oberen und der unteren Gliedmaße ergeben sich aber an der unteren Extremität an dem <u>scharnierähnlichen</u> Kniegelenk gegenüber einem kugelähnlichen Gelenk Besonderheiten, die unter pathophysiologischen Bedingungen von Bedeutung sind.

Bei einem scharnierähnlichen Gelenk müssen wir unterscheiden, ob eine Fehlstellung nach einer Bandverletzung oder knöchernen Verletzung in der Ebene der Gelenkbeweglichkeit oder außerhalb der Ebene der Gelenkbeweglichkeit liegt. Im ersteren Falle, also bei der Fehlstellung in der Ebene der Gelenkbeweglichkeit, muß mit zunehmender Entfernung der Belastungslinie vom Gelenkzentrum die Muskelkraft erhöht werden, um das Gleichgewicht des Gelenkes zu gewährleisten. Steht dafür eine entsprechende Muskulatur zur Verfügung, wie z.B. an der Vorderseite, so wird damit der auf das Gelenk einwirkende Gesamtdruck in Abhängigkeit von dem Ausmaß der Fehlstellung erhöht. Außerdem wird die Gelenkfläche nicht mehr in ihrer Gesamtheit genutzt und damit zusätzlich die Druckbelastung pro Flächeneinheit unphysiologisch erhöht. Hinsichtlich der Stabilität besteht also dann eine Kompensationsfähigkeit, wenn entsprechende Muskelgruppen an der konvexen Seite der Fehlstellung zur Verfügung stehen (Abb. 1).

Bei der Varus- oder Valgusfehlstellung (Abb. 2) ist nach einer Band- oder Knochenverletzung hingegen die Belastungslinie aus der Ebene der Gelenkbeweglichkeit herausgetreten. Hier stehen an der konvexen Seite aber keine ausreichenden Muskelgruppen zur Verfügung, um durch eine erhöhte Muskelkraft das Gleichgewicht des Gelenkes zu gewährleisten. Auch erhaltene Seitenbänder sind für eine hohe Zugbeanspruchung nicht konstruiert, bei entsprechendem Ausmaß einer Fehlstellung kann es zur Bandinsuffizienz an der konvexen Seite kommen. Bei dieser Fehlstellung wird der Gelenkdruck ungleichmäßig verteilt, auf der konkaven Seite konzentriert und damit entsprechend der folgenden Formel pro

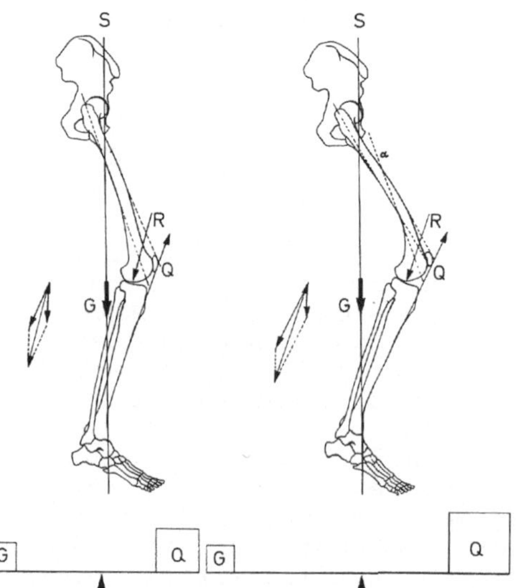

Abb. 1. Darstellung der erhöhten Muskelkraft, die an der konvexen Seite erforderlich ist, um das Gleichgewicht des Gelenkes unter den dargestellten Bedingungen zu gewährleisten. Die Belastungslinie liegt in der Ebene der Gelenkbeweglichkeit, sie ist jedoch aus dem Gelenkzentrum herausgetreten

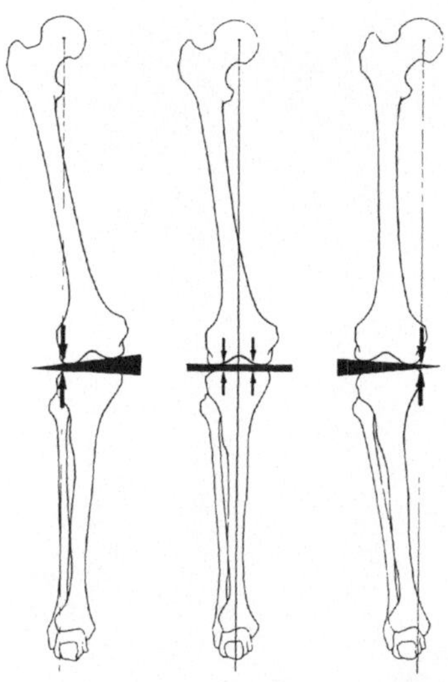

*Abb. 2. Darstellung der Fehlstellung außerhalb der Ebene der Ge-
lenkbeweglichkeit*

Flächeneinheit unphysiologisch erhöht: $p = \frac{P}{F} \; \frac{kp}{cm^2}$. Tritt als
Folge der hohen Zugbeanspruchung an der Konvexseite eine Bandlockerung auf, so wird neben der unphysiologischen Druckverteilung die Entwicklung zur Instabilität eingeleitet oder im Sinne
einer Circulus vitiosus verstärkt. Die Überlegungen hinsichtlich
der Varus- und Valgusfehlstellung werden durch die theoretische
Dikussion, wie weit die Belastungslinie medial des Kniegelenk-
zentrums verläuft, nur quantitativ beeinflußt. Auch aus der
Kenntnis einer Teilrotation am Kniegelenk ergibt sich für die
obige Betrachtung bei dem Verhältnis der Faktoren keine grundsätzliche Einschränkung.

Die Bedeutung der drei wichtigsten Faktoren, die <u>ungleichmäßige
Verteilung des Gelenkdruckes</u>, die <u>zusätzliche Erhöhung des Ge-
samtdruckes</u> und die <u>Entwicklung zur Instabilität</u> oder <u>deren Ver-
stärkung</u> kann folgendermaßen zusammengefaßt werden. Wird bei einer
Fehlstellung als Folge einer Bandverletzung oder einer knöchernen
Verletzung das Gleichgewicht des Gelenkes durch eine vergrößerte
Muskelkraft gewährleistet, so resultiert neben der pathologischen
Druckverteilung eine Erhöhung des Gesamtdruckes. Fehlt eine ent-
sprechende Muskulatur oder ist sie aus irgendwelchen Gründen in-
suffizient, so führt die Fehlstellung neben der pathologischen
Druckverteilung zur Instabilität oder verstärkt diese.

Die Bandinstabilität am Kniegelenk kann nicht nur durch eine direkte oder indirekte Verletzung am Innenband selbst, sondern
klinisch auch dadurch verursacht werden, daß der knöcherne
Abstand zwischen den beiden Ansatzstellen verkürzt wird. Wir
sprechen in diesen Fällen von einer relativen Bandinsuffizienz
(Abb. 3) und beschreiben damit die Verletzungsfolgen, bei denen
nach einer Schienbeinkopffraktur eine Zusammensinterung des
Condylenbereiches eingetreten ist. Im Gegensatz zu der sekundären Bandinstabilität, die immer auf der <u>konvexen</u> Seite zu

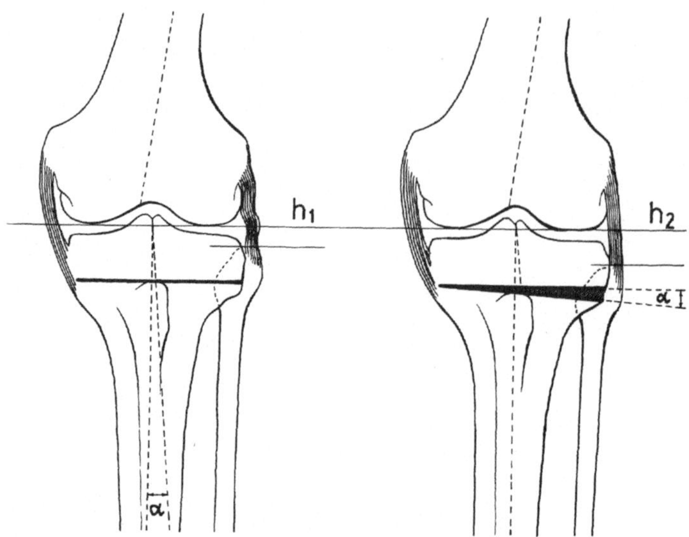

*Abb. 3. Darstellung einer relativen Bandinsuffizienz nach Schien-
beinkopffraktur mit Zusammensinterung des äußeren Condylenmassivs
(a). Zustand nach Aufrichtungsosteotomie und Beseitigung der relativen oder scheinbaren Bandlockerung*

finden ist, kann die relative Bandinsuffizienz nur auf der <u>kon-
kaven</u> Seite bestehen. Die relative Bandinsuffizienz muß bei der
Festlegung eines Operationsplanes differentialdiagnostisch erkannt werden, da sonst falsche Maßnahmen eingeleitet werden. Beim
Vorliegen einer relativen Bandinsuffizienz ist also die Korrektur nicht am Seitenband, sondern vielmehr eine korrigierende
Osteotomie mit Aufrichtung im Bereich der Konkavität vorzunehmen.

Technisch gehen wir dabei so vor, daß zwischen der Gelenkober-
fläche und der Tuberositas tibiae die Osteotomie durchgeführt
wird. An der Innenseite osteotomieren wir etwas proximalwärts
der Einstrahlung des medialen Seitenbandes und richten mit einem
corticospongiösen Span auf. An der Außenseite muß man sich dem
anatomischen Verlauf des Seitenbandes vergegenwärtigen, die Osteotomie muß bei einer Einsinterung des Condylenmassivs nur oberhalb der Tuberositas tibiae vorgenommen werden. Es ist dabei nicht
erforderlich, sehr nahe unter der Gelenkfläche zu osteotomieren.
Folgende Gründe können dafür angegeben werden:

1. Die Corticalis ist knapp oberhalb der Tuberositas tibiae etwas
   dicker als in unmittelbarer Gelenknähe und damit die Stabilität nach dem Einklemmen des corticospongiösen Spanes größer.

2. Bei der Osteotomie, die sehr nahe an der Oberfläche durchgeführt wird, besteht die Gefahr des Einbrechens in das Gelenk.
   Das etwas tiefere Eingehen ist auch für die Fälle vorteilhaft,
   bei denen aus der untengenannten Indikation und ohne die Gelenkkapsel zu irritieren ergänzend eine Osteosynthese vorgenommen werden muß.

3. Auch die Art der Blugefäßversorgung spricht hier für eine etwas tiefere Osteotomie als für ein sehr gelenknahes Durch-
trennen.

Bei der zuggurtungsartigen Wirkung des Ligamentum patellae ist
nach der Aufrichtungsosteotomie mit dem Einklemmen eines corticospongiösen Spanes meist Übungsstabilität zu erzielen. Unter
Hinweis auf die Probleme der Revascularisation verwenden wir ausschließlich autologe Späne. Eine ergänzende Osteosynthese ist
nur erforderlich, wenn der Grünholzmechanismus bei der Osteotomie
nicht gelingt oder ein stark osteoporotisches Gewebe vorliegt.
Die Osteosynthese wird dann mit der T-Platte vorgenommen. Insbesondere bei einer Varusstellung sollte eine leichte Überkorrektur angestrebt werden, da eine gewisse Zusammensinterung nicht
ausgeschlossen werden kann. Zur Vermeidung einer Gefäßverletzung
ist es vorteilhaft, die Osteotomie in Beugestellung des Kniegelenkes durchzuführen (Abb. 4).

Die Aufrichtung des knöchern zusammengesinterten Gewebes führt
zur Wiederherstellung der Bandstabilität, d.h. die relative oder
scheinbare Bandverkürzung wird beseitigt (Abb. 3). Eine band-
plastische Maßnahme ist nur erforderlich, wenn das Band zusätzlich geschädigt ist. Unabhängig von den Osteotomien und Korrek-
turosteosynthesen am Schienbeinkopf haben wir in den letzten
2 1/2 Jahren 7 Aufrichtungsosteotomien bei relativer Bandinsuffizienz am Kniegelenk vorgenommen (6 mal lateral und 1 mal medial). Über eine lange Beobachtungsdauer können wir noch nicht
berichten. In allen Fällen ist klinisch eine Aufklappbarkeit
des Gelenkes nicht mehr nachweisbar. Röntgenologisch besteht auf
den gehaltenen Aufnahmen ein der gesunden Seite weitgehend entsprechender Befund.

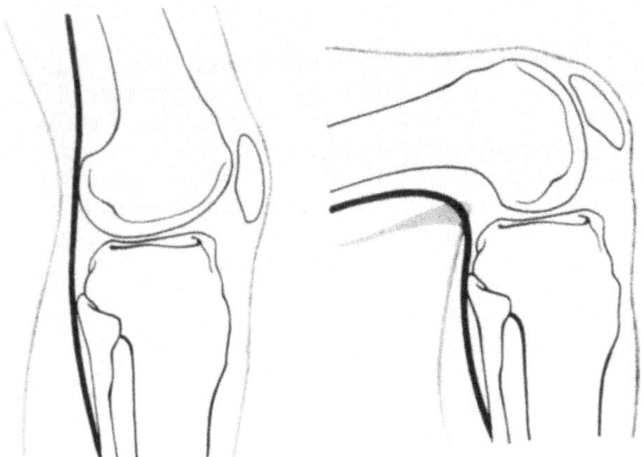

*Abb. 4. Darstellung des Verlaufs der Arteria poplitea bei ge-
strecktem und gebeugtem Kniegelenk*

Diagnostik beim instabilen Kniegelenk

H. Contzen

Die ursächliche Abklärung einer Instabilität am Kniegelenk setzt
die Kenntnis der funktionell-anatomischen Bedingungen sowohl für
dessen statische Belastung als insbesondere auch für den Bewegungsablauf voraus. Beide Funktionen werden durch das sinnvolle
Zusammenspiel zwischen anatomischer Formgebung der gelenkbildenden Knochen, hier vor allem durch die Spiralform der Oberschenkelrolle, dem exzentrischen Ansatz der Seitenbänder, der Anord-
nung der die Oberschenkelrolle führenden Tubercula intercondylica,
dem Verlauf der Kreuzbänder, nicht zuletzt durch den unterschiedlichen Bewegungsspielraum der beiden Menisci und auch durch den
Trainingszustand der Oberschenkelmuskeln im Zusammenhang mit dem
Streck- und Reservestreckapparat ermöglicht.

Bei völliger aktiver Streckung des Unterschenkels mit erfolgter
Schlußrotation ist das Kniegelenk durch die straffe Spannung der
Oberschenkelmuskeln, der Seitenbänder und der sehnenverstärkten
Hinterwand der Gelenkkapsel fest verriegelt. Diese Streckstellung des Unterschenkels entspricht der Ruhestellung bei der ohne
zusätzliche muskuläre Belastung die Last des aufrechten Körpers
gehalten wird.

Die Bewegung des Schienbeinkopfes um die Oberschenkelrollen wird
durch verschiedene Systeme geführt. Die Streckung erfolgt durch
den Zug der Quadricepsgruppe über das Ligamentum patellae, wobei
diese Strecksehne durch die in der Facies patellaris femoris
gleitenden Kniescheibe in Längsrichtung geführt und gegen seitliche Verschiebung gesichert wird. Dabei werden mit zunehmender
Streckung auch sämtliche Züge der beiden Seitenbänder zunehmend,
bei etwa 15 Grad (gegen O) nahezu vollständig gespannt.

Die Prüfung der <u>Gesamtstabilität</u>, also der statischen Belastbar-
keit des Kniegelenkes, muß somit in Streckstellung des Unterschenkels, die Untersuchung speziell der <u>Seitenbandfestigkeit</u>
bei Beugung des Unterschenkels um 15 Grad erfolgen.

Das <u>äußere Seitenband</u> verläuft außerhalb der Gelenkkapsel vom
äußeren Oberschenkelknorren zum Wadenbeinköpfchen; das <u>innere</u>
<u>Seitenband</u> dagegen ist in die Gelenkkapsel einbezogen, so mit dem
medialen Meniscus verbunden, der durch diese seitliche Fixation
wiederum in seinem Bewegungsspielraum eingeschränkt wird. Mit
zunehmender Beugung des Unterschenkels wird auch dessen Rotationsmöglichkeit größer, wobei diese Drehung zwischen den Oberschenkelrollen und den Menisci erfolgt.

Das <u>Rotationsausmaß</u> des Unterschenkels wird einmal durch die
"Auflaufbremse" der Menisci, zum anderen die Außenrotation durch
Anspannung beider Seitenbänder, die Innenrotation durch Anspannung auch der dorsalen Innenbandzügel, vor allem aber des hinteren Kreuzbandes begrenzt.

Schließlich verhindern die Seitenbänder zusammen mit den Inter-
condylenhöcker eine seitliche Verschiebung des Schienbeinkopfes
gegen die Oberschenkelrolle, während dessen Verschiebung in der
Sagittalebene nach ventral durch das vordere, nach dorsal durch
das hintere Kreuzband verhütet wird.

Eine gewaltsame Überwindung der den jeweiligen Bewegungsablauf
begrenzenden Weichteilbremse bedeutet deren Schädigung, wobei,
in Abhängigkeit vor allem von der einwirkenden Gewalt, am Kap-
sel-Bandapparat Zerrungen, Dehnungen oder Rupturen resultieren
können. Bei vorliegender Instabilität des Kniegelenkes kommen
als Ursache naturgemäß nur Überdehnungen oder Rupturen im Kap-
sel-Bandapparat in Frage.

Aus dem geschilderten Zusammenspiel der einzelnen Bänder und
Strukturen bei der Ausführung und Hemmung von Bewegungsabläufen
im Kniegelenk ist ersichtlich, daß bereits die exakte <u>Analyse</u>
<u>des angeschuldigten Unfallmechanismus</u> konkrete Hinweise auf die
Lokalisation des Schadens erwarten läßt.

So führt die abrupte Überstreckung des Unterschenkels, z.B. beim
Fußballer durch Sturz des angreifenden Gegenspielers auf den
Oberschenkel des Schußbeines hier zum Abriß des vorderen Kreuzbandes und zur Ruptur der hinteren Gelenkkapsel; erfolgt die Gewalteinwirkung dabei auf die Außen-Vorderseite des Oberschenkels
mit Adduktionseffekt des Unterschenkels, so kann zusätzlich das
mediale Seitenband, mit diesem dann auch der mediale Meniscus
geschädigt, so z.B. die sog. <u>unhappy triad</u> verursacht werden.
Ein identischer Unfallmechanismus ist häufig beim gestürzten Mo-
torradfahrer zu rekonstruieren, dem die Maschine auf den Oberschenkel gefallen ist. - Der seitliche Knieanprall, z.B. in Form
der sog. Stoßstangenverletzung führt in der Regel zur Schädigung
ggf. zur Ruptur des medialen Seitenbandes und des medialen Meniscus; die den Tibiakopf treffende Anprallverletzung (z.B. die
sog. dashbord injury) schädigt das hintere Kreuzband und direkt
die hintere Gelenkkapsel.

Schwieriger ist die Analyse indirekter Gewalteinwirkung auf das
Kniegelenk, z.B. durch extreme <u>Torsionseffekte</u> bei fixiertem
Unterschenkel. So kann beim Skilauf die Verkantung des Bergski
mit Sturz nach talwärts durch extreme Außendrehung und Abduktion
des gebeugten Unterschenkels an diesem Bein wiederum eine unhappy
triad, also die Ruptur des vorderen Kreuzbandes, des medialen
Seitenbandes und des medialen Meniscus mit nachfolgender <u>antero-</u>
<u>medialer Instabilität</u> des Kniegelenkes, am talskitragenden Bein
durch extreme Adduktion und Innenrotation des in Beugestellung
fixierten Unterschenkels eine Schädigung ggf. Ruptur des äußeren
Seitenbandes, zusätzlich auch des distalen Tractus ilio-tibialis
bzw. des Ansatzes des M. biceps femoris, natürlich auch einen
Hinterhornabriß des lateralen Meniscus mit nachfolgender <u>antero-</u>
<u>lateraler Instabilität</u> verursachen.

Grundsätzlich ist zu bedenken, daß die isolierte Ruptur einzelner Bänder extrem selten, die kombinierte Verletzung der zum Funktionssystem gehörenden Strukturen die Regel ist.

Bei der körperlichen Untersuchung sollte somit zunächst die Gesamtstabilität des Kniegelenkes bei gestrecktem Unterschenkel, die Seitenbandstabilität in Beugestellung des Unterschenkels von 15 Grad, am rechtwinklig gebeugten Unterschenkel mit aufgesetztem und durch den Oberschenkel des sitzenden Untersuchers fixierten Fuß, dann die vordere und hintere Stabilität durch Prüfung des entsprechend gerichteten Schubladeneffektes (vorderes und hinteres Kreuzband) untersucht werden. Der Nachweis sowohl des vorderen als auch des hinteren Schubladenphänomens (sog. Durchreiche) beweist die Ruptur beider Kreuzbänder.

Beim Nachweis wolcher "einfachen" Instabilitäten muß das nichtbetroffene Kniegelenk stets in den Untersuchungsgang mit einbezogen werden, da eine geringe passive Verschiebung der gelenkbildenden Knochen bzw. eine Hypermobilität des Gelenkes auch Ausdruck einer anlagebedingten Strukturschwäche (z.B. Ehlers-Danlos-Syndrom) oder Folge neurologischer Störungen, muskulärer Atrophien usw. sein kann und dann anderer therapeutischen Maßnahmen bedarf.

Die für Indikationsstellung und Prognose wesentliche Aussage jedoch ergibt die Prüfung der Rotationsstabilität des Kniegelenkes.

Die Prüfung erfolgt wiederum in der von SLOCUM angegebenen Position mit rechtwinklig gebeugtem und normal, also um 10 Grad außenrotierten bzw. um 30 Grad innenrotierten Unterschenkel, wobei der Fuß durch den Oberschenkel des sitzenden Untersuchers in der gewünschten Position (Außenrotation bei Prüfung der anteromedialen, Innenrotation bei Prüfung der anterolateralen Stabilität) fixiert wird. Läßt sich dann in dieser Position das Schubladenphänomen auslösen, ggf. passiv das jeweilige physiologische Rotationsausmaß noch verstärken und dabei die Ventralsubluxation der medialen Schienbeinkopfbegrenzung bei Innenrotation des Unterschenkels tasten, dann ist die bleibende Rotationsinstabilität des Kniegelenkes gesichert. Die anteromediale Instabilität ist praktisch immer durch eine sog. unhappy triad, also durch Ruptur des vorderen Kreuzbandes, des medialen Seitenbandes und durch den seitlichen Abriß des medialen Meniscus, die anterolaterale Instabilität durch Ruptur des vorderen Kreuzbandes, des lateralen Seitenbandes und durch Ein- oder Durchriß des distalen Tractus iliotibialis bzw. des Ansatzes des M. biceps femoris bedingt.

Da das intracapsulär gelegene, gefächerte mediale Seitenband praktisch bei jedem Bewegungsablauf im Kniegelenk zumindest mit einem seiner Zügel hemmend beteiligt und die mediale Kniegelenkkammer so wesentlich straffer als die laterale Kammer geführt ist, sind Verletzungen des medialen Seitenbandapparates insbesondere mit resultierender anteromedialer Instabilität einmal wesentlich häufiger zum anderen auch funktionell und prognostisch ungünstiger als entsprechende Schäden an/in der äußeren Gelenkkammer.

Beim sog. instabilen Kniegelenk ist der klinische Untersuchungsgang im allgemeinen weniger als bei der frischen Verletzung durch
Schmerzauslösung oder aktive bzw. reflektorische Muskelanspannung des Patienten gestört. Trotzdem wird gelegentlich auch eine
Untersuchung des Kniegelenkens in Narkose notwendig werden, um
einwandfreie Befunde zu erhalten.

Die bei der körperlichen Untersuchung festgestellten Band- und
Strukturschäden sollten natürlich durch entsprechende Röntgen-
untersuchungen vervollständigt, gesichert und dokumentiert werden. Die Röntgenaufnahmen des Kniegelenkes in den Standardebenen
sowie die a.-p.-Aufnahme des Schienbeinkopfes bei gebeugtem Unterschenkel nach FRIK werden den eventuellen knöchernen Ausriß
des Intercondylenmassivs oder den Knochenausriß vom Fibulaköpfchen bei Außenbandinstabilität zur Darstellung bringen. - Gehaltene Röntgenaufnahmen des Kniegelenkes im a.-p.-Strahlengang mit
manueller Ab- oder Adduktion des gestreckten Unterschenkels ergeben eine Aussage über Stabilität oder das Ausmaß einer seitlichen Instabilität, wobei das Klaffen des jeweiligen Gelenkspaltes um mehr als 0,5 cm die Kontinuitätstrennung des entsprechenden Seitenbandapparates erwarten läßt; gehaltene Röntgenaufnahmen
des Kniegelenkes im seitlichen Strahlengang dokumentieren das
ggf. auslösbare Schubladenphänomen.

Im Gegensatz zur frischen Kniegelenkverletzung läßt bei der
späteren ursächlichen Abklärung des instabilen Kniegelenkes die
<u>Arthrographie</u> wertvolle diagnostische Hinweise vor allem bei
Schäden an den Menisci, an den Kreuzbändern und an der Gelenkkapsel, somit auch am medialen Seitenband erwarten. Der Aussagewert der Arthrographie ist jedoch in hohem Maße von der Erfahrung,
der Untersuchungstechnik und von den apparativen Möglichkeiten
des Röntgenologen abhängig.

Abschließend sollte kurz auf den Aussagewert eines sog. <u>Stieda-
Pellegrini-Schattens</u> zur rückschauenden Beurteilung eines Schadens am medialen Seitenband eingegangen werden.

Nach VOLKMANN (6) sind drei Typen solcher Stieda-Pellegrini-
Schatten am Condylus tibialis femoris mit unterschiedlicher Lokalisation und Ursache bekannt:

Stieda-Pellegrini-Typ I = <u>Lokalisation</u> am proximalen Condylus
tilialis femoris bis in Höhe des Übergangs zur Femur-Metaphyse.
<u>Ursache:</u> Entweder Knochenausriß vom Ansatzbereich des M. adductor
magnus (dann meistens später Kontakt des Knochenschattens mit der
Corticalis) oder metaplastische Knochenbildung im hier zerrisse-
nen Periost-Muskelgewebe (dann auch von der Corticalis abgesetzt)
(Abb. 1)

Stieda-Pellegrini-Typ II = <u>Lokalisation</u> an der proximalen Seiten-
fläche des Condylus tibialis femoris, meist schräg verlaufend
und distal mehr als proximal von der Corticalis abgrenzbar.
<u>Ursache:</u> Metaplastische Knochenbildung nach (subperiostalem) Hä-
matom oder Sehnenansatz. - Keine Beziehung zum medialen Seitenband (Abb. 2)

Stieda-Pellegrini-Typ III = <u>Lokalisation:</u> Seiten-Hinterfläche
des distalen Condylus tibialis femoris entsprechend dem proximalen

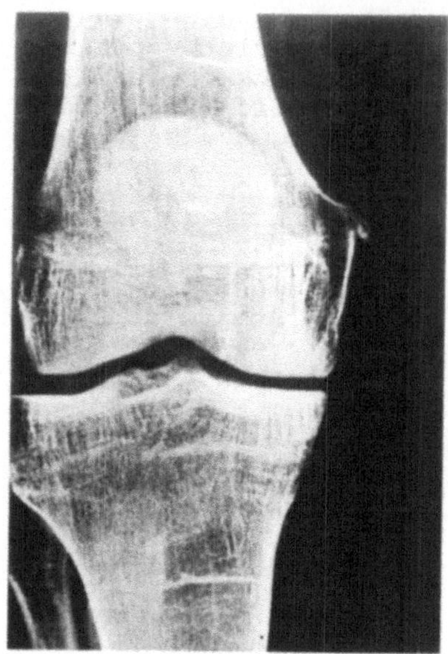

Abb. 1. Stieda-Pellegrini-Schatten Typ I. Ursache: Knochenausriß durch Adductor magnus

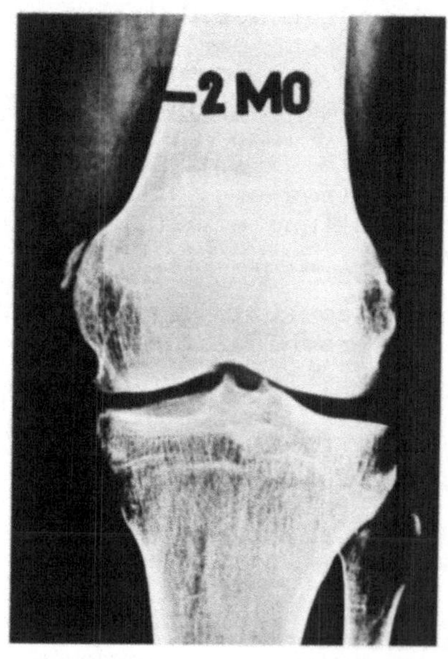

Abb. 2. Stieda-Pellegrini-Schatten Typ II. Ursache: Metaplastische Knochenneubildung nach (subperiostalem) Hämatom (Erklärung s. Text)

Ansatz des medialen Seitenbandes. <u>Ursache:</u> Verknöcherung des proximal ein- oder abgerissenen medialen Seitenbandes (Abb. 3).

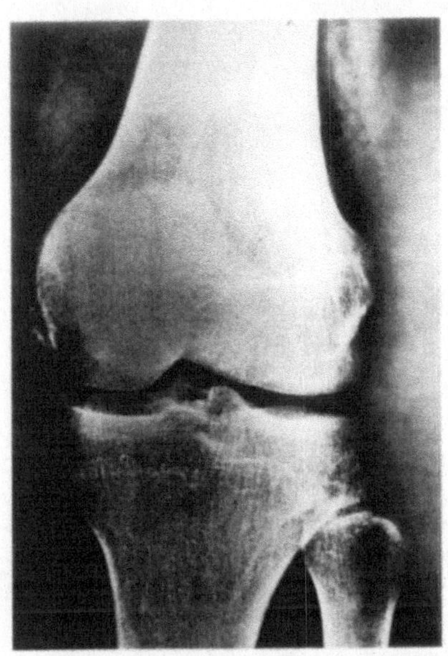

Abb. 3. Stieda-Pellegrini-Schatten Typ III. Ursache: Verknöcherung des proximal ein- oder abgerissenen medialen Seitenbandes

Für die rückschauende (gutachterliche) Beurteilung eines stattgehabten Schadens am medialen Seitenband ist aus dem Röntgenbild also lediglich der sog. Typ III eines Stieda-Pellegrini-Schattens aussagekräftig; eine Tatsache, die sich zwar eindeutig aus den anatomischen Verhältnissen ergibt, die aber wohl nicht allgemein bekannt sein dürfte.

<u>Literatur</u>

1. FISCHEDICK, O.: Pathologie des Kapsel- und Bandapparates des Kniegelenkes im Arthrogramm. Ber. Unfallmediz. Tagg. 1970, Schriftenreihe des Hauptverbandes der gewerbl. BG, Heft Nr. 9, 23.
2. KUNER, E.H.: Entstehung und Diagnostik der Kniegelenkdistorsion. Ber. Unfallmediz. Tagg. 1973, Schriftenreihe des Hauptverbandes der gewerbl. BG, Heft Nr. 19, 165.
3. v. LANZ, T., WACHSMUTH, W.: Praktische Anatomie - Bein und Statik. Bd. I, Teil 4, 2. Aufl. Berlin-Heidelberg-New York: Springer 1972.
4. NICHOLAS, J.A., HELFET, A.: Disorders of the knee. Philadelphia-Toronto: Lippincott 1974.
5. SCHWEIBERER, L. und Mitarb.: Therapie der Kniegelenkdistorsion. Ber. Unfallmediz. Tagg. 1973, Schriftenreihe des Hauptverbandes der gewerbl. BG. Heft Nr. 19, 175.
6. VOLKMANN, J.: Zur Kritik des Stiedaschattens. Mschr. Unfallheilk. 52, 353 (1949).

Untersuchung des Kniegelenkes

B. Noesberger

Bessere physiopathologische Kenntnisse des Kniegelenkes haben differenzierte Untersuchungsmethoden zur Folge. Die Aufstellung eines Befundkataloges ist zur Erfassung und Klassifikation der Vielzahl von Läsionen und Fehlbildungen notwendig.

Das Kniegelenk als eines der kompliziertesten und daher auch interessantesten Gelenke kann, rein was den Bandapparat betrifft, vielfältig verletzt sein. Isolierte Verletzungen der Seiten- oder auch Kreuzbänder stehen komplexen Verletzungsformen wie der unhappy triad oder pentad gegenüber.

Eine gezielte Therapie der chronischen Bandlaxität mit optimalen Resultaten ist nur dann möglich, wenn sie in ihrem Ausmaß klassifiziert werden kann, d.h. wenn die capsulo-ligamentären Läsionen genau determiniert werden können. Eine objektive Beurteilung der postoperativen Ergebnisse ist nur möglich, wenn die Laxität prä- und postoperativ im Ausmaß verglichen werden kann.

Die Feststellung, daß ein Knie medial aufklappt und gleichzeitig ein vorderes Schubladenphänomen zeigt, ist weder als Aktennotiz noch als Grundlage für einen einzuschlagenden Therapieweg genügend.

Das vorliegende Untersuchungsblatt (Tabelle 1) ist bei uns seit einigen Monaten im Gebrauch. Es wurden die von uns als wichtig erachteten Untersuchungen festgehalten. Auf eine umfassende Prüfung sämtlicher bekannter Teste wurde verzichtet, da erfahrungsgemäß komplizierte Formulare infolge großen zeitlichen Aufwands unvollständig ausgefüllt werden und daher meist nicht mehr verwertbar sind. Obschon die Messung beider Kniegelenke notiert wird, ist das Blatt für die Untersuchung nur eines Kniegelenkes konzipiert worden.

Die einzelnen Punkte des Untersuchungsblattes sollen erklärt und punkto Aussage näher betrachtet werden.

- Eine genaue Kenntnis des Unfallherganges ermöglicht in vielen Fällen eine Verdachtsdiagnose über das Ausmaß der Verletzung.

- Die früher stattgehabten chirurgischen Eingriffe am Knie müssen bekannt sein bei der Festlegung des Behandlungsplanes. Erfahrungsgemäß beeinflussen frühere Eingriffe die Prognose in negativer Hinsicht, da die Resultate umso schlechter sind, je mehr rekonstruktive Versuche schon angewandt wurden.

- Von ausgesprochener Wichtigkeit ist die Anamnese, bei der man sich auf eine gezielte Befragung des Patienten konzentrieren soll.

- Eine traumatische Läsion des medialen Meniscus kann in 85 % der Fälle diagnostiziert werden aus dem Unfallmechanismus und dem zeitlichen Auftreten folgender vier Symptome: Schmerz, Instabilität, Erguß und Blockierung.

- Bei der Meniscusläsion ist die Instabilität auf eine vorübergehende Interposition eines Meniscusteiles zwischen Condylus und Tibia zurückzuführen.

- Das Gefühl der Gelenkbehinderung bezeichnet die Sensation eines im Gelenk beweglichen Körpers. Die Patienten sprechen von einer springenden Sehne oder Kugel.

- Das Einknicken beschreibt die plötzliche Kraftlosigkeit, wobei es bis zum Sturz des Patienten kommen kann.

- Eine Blockierung kann bei einer subluxierten Patella auftreten, bei einer freien Gelenkmaus oder durch Einklemmung eines ausgerissenen vorderen Kreuzbandes. Die Patienten sprechen häufig von Blockierungen bei Streckhemmung infolge Ergußbildung nach einer Kniecontusion oder Distorsion. Die Blockierung bei der Meniscusverletzung ist charakterisiert als Streckhemmung bei ungestörter Flexion und ist pathognomisch für einen Korbhenkelriß.

- Die Achsenstellung eines Varus oder eines verstärkten Valgus beeinflußt den Bewegungsablauf des Kniegelenkes. In Streckstellung findet man beim Varus die Tibia in verstärkter Aussenrotation. Damit in Flexion von 90° der Streckapparat und die femoro-tibiale Achse sich auf einer Linie befinden, muß beim Varus die automatische Innenrotation größer sein als dies normalerweise der Fall ist.

- Beim Genu valgum verhält es sich gerade umgekehrt. Bei der Therapie der Knielaxität spielt die Achsenstellung eine wichtige Rolle. So ist beispielsweise die Operation nach HELFET bei medialer Instabilität kontraindiziert, wenn ein Genu valgum vorhanden ist. Die Transposition des Pes anserinus nach SLOCUM zeigt schlechte Resultate beim Genu varum.

- Das Recurvatum hat vor allem im Zusammenhang mit einer Patella alta pathogene Bedeutung.

- Die Rotationsstellung der Tibia ändert sich je nach Morphotyp des Kniegelenkes und beeinflußt den Verlauf des Streckapparates. Bei ausgeprägter Stellung in Außenrotation ist ein Hyperpressionssyndrom der Patella nicht selten und es besteht eine Subluxationstendenz der Patella (Abb. 1).

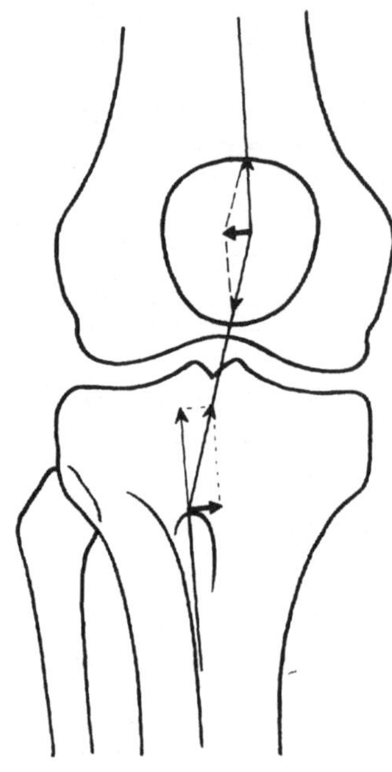

Abb. 1. Bajonettstellung des Streckapparates durch Lateralstellung der Tuberositas tibiae bewirkt eine Kraft, die die Patella nach lateral zieht

- Da Knieschmerzen nicht selten Ausdruck einer Hüftaffektion sind (Morbus Perthes, Epiphyseolyse, Coxarthrose), darf bei der Knieuntersuchung die Prüfung des Hüftgelenkes nie fehlen. Beim Howship-Romberg-Syndrom sind die Knieschmerzen Folge einer Obturatoriusreizung.

- Die freie Außenrotation der Tibia - bei 90° Flexion geprüft - ist eigentlich eine Prüfung der automatischen Innenrotation der Tibia und repräsentiert den Bewegungsausschlag in der zweiten Ebene.

- Der Quadriceps stabilisiert das Knie aktiv bei der Flexion und nimmt auch Teil an der Kontrolle der Außenrotation (Abb. 1). Die Beurteilung seines Zustandes und insbesondere seiner Kraft ist für die Chondropathie und für die Laxität von großer Bedeutung. Jegliche Atrophie des Quadriceps ist für eine intraarticuläre Störung beweisend.

- Die Gelenkkapsel ist verdickt bei chronischer Reizung, synovialen Tumoren und höckerig bei der Osteochondromatose.

- Eine abnorme Patellabeweglichkeit nach lateral spricht für eine Patellasubluxation.

- Die Bajonettstellung des Streckapparates hat eine abnorme Patellagleitbahn zur Folge. Die Konsequenz ist eine Desaxation, resp. eine Subluxationstendenz (Abb. 1). Das Genu varum und Genu valgum sind wegen ihrer Rotationsstellung einerseits und der vergrößerten automatischen Innenrotation andererseits dieser Desaxation besonders ausgesetzt.

- Retropatellares Reiben und dolente Gelenkfascetten bei der Palpation findet man bei der wohl häufigsten Knieaffektion, der Chondropathie.

- Nach SMILLIE ist die Flexion bei Druck der Patella nach lateral schmerzhaft bei Patellasubluxation.

- Die Prüfung nach ZOHLEN - wobei der Patient den Quadriceps gegen Widerstand kontrahiert - ist schmerzhaft bei Chondropathie.

- Schmerzhafte Druckpunkte finden wir bei Bandzerrungen und Rupturen an den Seitenbandansätzen, im Gelenkspalt bei Meniscusläsion und bei Bursitis des Pes anserinus unterhalb des Gelenkes.

- Druckschmerzhaftigkeit im Bereich der Tuberositas tibiae ist bei Morbus Osgood-Schlatter oder bei Sehnendegenerationen von Hochleistungssportlern zu finden.

- Bei den Meniscuszeichen haben wir uns auf den Grinding-Test (Abb. 2), den McMurray-Test und den Torsionsschmerz beschränkt. Die beiden ersten sind so charakteristisch für eine Meniscusläsion, daß man auf die Prüfung anderer, weniger spezifischer Zeichen verzichten kann.

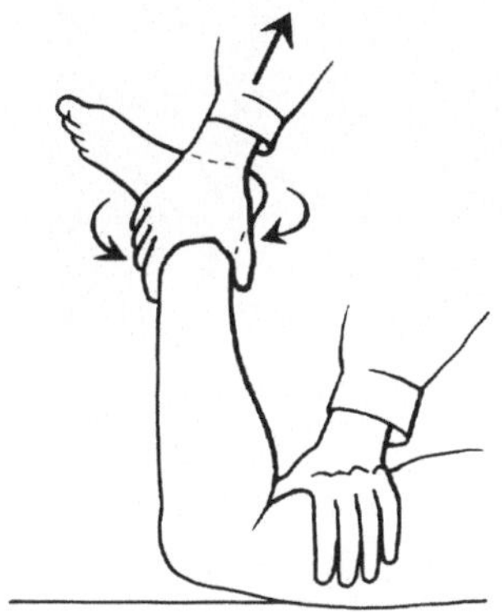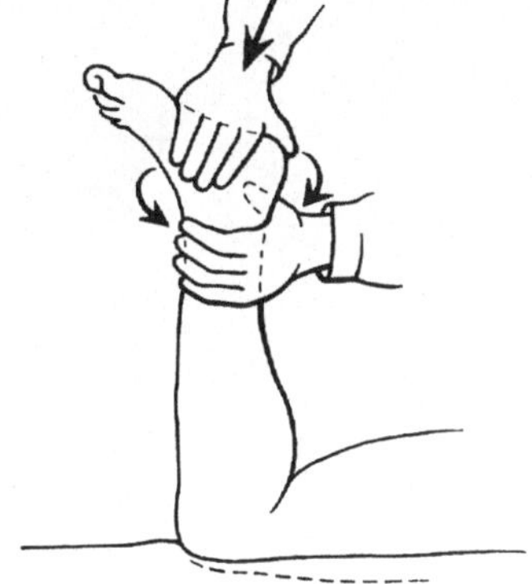

Abb. 2. Grinding-Test: Rotationsschmerz unter Druck spricht für Meniscusläsion

Laxitätsprüfung

Prinzipiell unterscheidet sich die Untersuchung bei frischen Verletzungen von denjenigen der chronischen Knielaxität. Bei der

frischen Verletzung muß festgestellt werden, ob operativ oder
konservativ vorgegangen werden muß. Kann der Verletzte kurz nach
dem Unfall untersucht werden, so ist meist die Diagnose ohne
Anaesthesie zu stellen. Nach 6-12 Std ist der Schmerz aber meist
so stark, daß ohne Anaesthesie eine genaue Untersuchung nicht
mehr möglich ist. Wird eine Läsion diagnostiziert, die eine operative Versorgung verlangt, soll unter Narkose das Knie nochmals geprüft werden. Bei der chronischen Laxität ist die Untersuchung in der Regel schmerzfrei. Im Folgenden soll die Diagnose
der posttraumatischen Knielaxität näher erörtert werden.

- Seitliche Aufklappbarkeit in Streckstellung: Es handelt sich
  hier um eine Prüfung der dorsalen Strukturen, d.h. der dorsalen Kapselkappe und des hinteren Kreuzbandes. Eine Aufklappbarkeit von 5-10° entspricht einer Läsion der hinteren Kapselecke und der dorsalen Kapselkappe. Ist die Laxität größer als
  10°, ist immer auch das hintere Kreuzband lädiert. Die Läsion
  des hinteren Kreuzbandes kann allerdings meist auch inspekto-
  risch an der Subluxationsstellung der Tibia nach hinten bei
  90° Flexion des Kniegelenkes festgestellt werden.

- Die seitliche Laxität in 30° Flexion (Abb. 3): Die Untersuchung in Valgus (VF) oder Varus (VR) und Flexion besteht darin,
  eine abnorme Beweglichkeit in Valgus oder Varus zu suchen bei
  30° gebeugtem Knie, wobei der Unterschenkel in Innenrotation
  und Außenrotation gehalten wird. Die Aufklappbarkeit in beiden
  Rotationsstellungen wird miteinander verglichen. Die Grade der
  Aufklappbarkeit teilen wir folgendermaßen ein:

  + = 3 - 5 mm Aufklappbarkeit,
  ++ = 5 - 10 mm Aufklappbarkeit,
  +++ = über 10 mm Aufklappbarkeit.

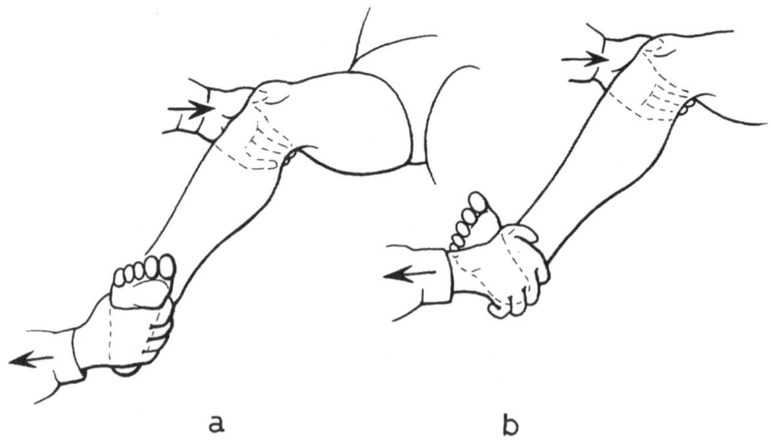

a   b

*Abb. 3 a u. b. Prüfung der Kapselbandstrukturen in Valgus-Flexion-
Außenrotation (VFA) (a) und Valgus-Flexion-Innenrotation (VFI)
(b) resp. Varus-Flexion-Innenrotation (VRI) und Varus-Flexion-
Außenrotation (VRA)*

Valguslaxität (Abduktion): Bei Innenrotation (VFI) (Abb. 3 a) spricht eine Aufklappbarkeit für eine Läsion des medialen Seitenbandes. Eine ausgeprägte Laxität weist auf eine zusätzliche Läsion des vorderen Kreuzbandes hin.

Bei Außenrotation (VFA) (Abb. 3 b) werden die rotationskontrollierenden Strukturen geprüft. Nimmt eine Laxität von Innenrotation nach Außenrotation zu, heißt das, daß zusätzlich zum Seitenband auch die hintere Kapselecke lädiert ist.

Varuslaxität (Adduktion): In Varus-Flexion-Außenrotation (VRA) prüft man den Tractus ileotibialis und das laterale Seitenband. Der Test in Innenrotation (VRI) prüft die Strukturen, die die Innenrotation kontrollieren. Nimmt die Laxität von Außenrotation nach Innenrotation zu, sind zusätzlich die Strukturen, die die Innenrotation kontrollieren, lädiert. Das sind in erster Linie das vordere Kreuzband, dann auch die latero-dorsale Kapselecke und der Musculus popliteus.

Die Prüfung des Schubladenphänomens

Bis vor kurzer Zeit galt die einfache Regel: Vorderes Schubladenphänomen = Läsion des vorderen Kreuzbandes. In Wirklichkeit ist es aber viel komplizierter. Eigene Versuche an Leichenknien zeigten, daß bei Zug an der Tibia nach vorne bei isolierter Ruptur des vorderen Kreuzbandes die seitlichen Kapselbandstrukturen sofort angespannt werden und ein Schubladenphänomen verhindern. Die Prüfung des Schubladenphänomens beinhaltet deshalb auch eine Prüfung der seitlichen Strukturen und ist daher nicht anderes als ein Test für die rotationskontrollierenden Strukturen (Abb. 4).

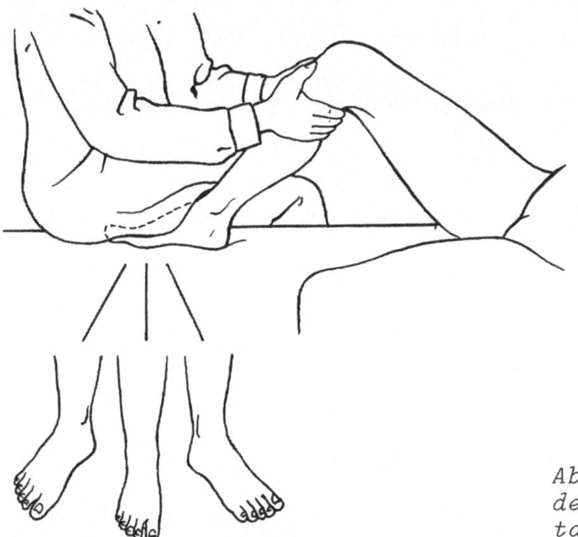

Abb. 4. Prüfung des Schubladenphänomens in 15° Außenrotation, Neutralstellung und 30° Innenrotation

Das Schubladenphänomen gestattet eine Unterscheidung der Rotationsinstabilität in vordere und hintere und gibt die Richtung der Instabilität an. Dementsprechend können die kombinierten Instabilitäten in antero-mediale, antero-laterale, postero-mediale und postero-laterale unterteilt werden. Zusätzlich kennen wir die reine vordere und die reine hintere Instabilität.

Das Schubladenphänomen wird in drei Stellungen geprüft: 15° Außenrotation, Neutralstellung und 30° Innenrotation.

Welche Strukturen werden beim vorderen Schubladenphämonen geprüft?

- Bei 15° Außenrotation prüft man die mediale Kapsel von vorne bis hinten zur Kapselecke und indirekt auch das vordere Kreuzband. Eine ausgeprägte Schublade in Außenrotation ist vorhanden, wenn zur Kapselbandläsion medial auch das vordere Kreuzband lädiert ist.

- Ist in Neutralstellung eine leichte vordere Schublade vorhanden, kann das Kreuzband isoliert lädiert sein. Wird die Tibia nach vorne gezogen, werden sofort auch die seitlichen Strukturen angespannt. Das besagt, daß bei isolierter Läsion des vorderen Kreuzbandes ein leichtes Schubladenphänomen in Neutralstellung vorhanden sein kann, aber nicht sein muß.

- Bei Innenrotation von 30° werden beim vorderen Schubladenphänomen der Tractus ileotibialis, das laterale Seitenband, die latero-dorsale Kapselecke und das vordere Kreuzband geprüft. Das vordere Kreuzband ist also nur ein Teil der gleichzeitig geprüften Strukturen. Ein Schubladenphänomen in Innenrotation von 30° spricht daher für eine kombinierte Kapselbandläsion.

Zusammenfassung

Ein Untersuchungsblatt (Tabelle 1) für das Kniegelenk wird diskutiert. Auf die Interpretation der Befunde wird vor allem bei der Prüfung der Knielaxität näher eingegangen.

Ein Untersuchungsblatt für akute und posttraumatische Knieläsionen hilft dem Untersucher, Informationen in geordneter Weise zu sammeln und gestattet eine Korrelation von klinischen und intraoperativen Befunden und ist die Grundlage jeder klinisch-wissenschaftlichen Arbeit.

Tabelle 1. Untersuchung der Kniegelenke. Untersuchungsblatt der Orthopädischen Univ.-Klinik, Bern

Name	Vorname	Untersuchungsdatum ....
Geburtsdatum	Geschlecht	Unfalldatum ....
Beruf		RE | LI

DIAGNOSE:

Unfallhergang	direkt	indirekt	Abduktion	Adduktion	AR	IR
Frühere chirurgische Eingriffe:				Sportart		

ANAMNESE:

Schmerzen	medial	lateral	vorne	hinten	diffus		
Schwellung	keine	gelegentl.	häufig	sofort n.Unfall	Std n. Unfall		
Instabilität	flaches Gelände	uneben	Sport	treppauf	treppab	bei AR	bei IR
Gefühl d.Gelenkbehinderung							
Häufigkeit des Einknickens							
Blockierungen							

BEFUND:

	RE			LI	
Schonhinken					
Achsenstellung normal					
Varus	Grad	QF		Grad	QF
Valgus	Grad	QF		Grad	QF
Recurvatum	Grad			Grad	

Kniebeweglichkeit	RE		LI
Rotationsstellung d. Tibia	innen	außen normal	
Hüftbeweglichkeit	Flex-Ext.	Ab-Add	AR-IR
Frei AR	normal		

Umfangmaße		
15 cm	re	li
10 cm	re	li
Patellamitte	re	li

Tabelle 1. (Fortsetzung)

- Vastus med. Amyotrophie			
- Quadricepskraft: kann gestrecktes Bein	nicht heben	heben	gegen Widerst.
- ERGUSS			
- Gelenkkapsel	normal	verdickt	höckerig
- <u>Patella</u>:			
Verschieblichkeit	normal		
Bajonettstellung			
Reiben			
Gelenkfacetten dolent	medial	lateral	
Smillie Sign			
Zohlen			

<u>SCHMERZPUNKTE</u>:

- Seitenbandansätze	medial	lateral	kranial	kaudal
- Gelenkspalte	medial	lateral		
- Tuberositas tibiae				

<u>Meniskuszeichen</u>

- Grinding Test	AR	IR
- McMurray		
- Torsionsschmerz	unbelastet	medial	lateral

<u>LAXITÄTSPRÜFUNG</u>

	Einbeinstand						
in Steckung in Flexion 30 Grad	Varus	+	++	Valgus	+	++

Valgus-Flexion-Außenrot.=	VFA	+	++
Valgus-Flexion-Innenrot.=	VFI	+	++
Varus-Flexion-Außenrot. =	VRA	+	++
Varus-Flexion-Innenrot. =	VRI	+	++

	VS				HS			
Vordere Schublade = VS	neutral	+	++	+++	neutral	+	++	+++
Hintere Schublade = HS	VSA	+	++	+++	HSA	+	++	+++
	VSI	+	++	+++	HSI	+	++	+++

Tabelle 1. (Fortsetzung)

Schublade spontan

Schublade in Streckung

+	
+	++

RÖNTGEN: a.p.   ....

seitlich ....

gehalten ....

Tunnel   ....

Patella tangential ....

Bemerkungen:

Unterschrift........................

Therapie — Übersicht beim instabilen Knie

G. Helbing, A. Rüter und C. Burri

Mögen bei der Behandlung der frischen Bandverletzung am Kniegelenk noch Operation und konservatives Vorgehen zur Diskussion
stehen, so herrscht doch weitgehen Einmütigkeit, daß beim ver-
alteten Trauma die verlorengegangene Stabilität nur operativ wie-
der hergestellt werden kann. In unserer Klinik werden mit wenigen
Ausnahmen (allgemeine Operationskontraindikationen) alle frischen
Bänderrisse operiert. Rein ligamentäre Schäden werden genäht,
Bandausrisse - zumal knöcherne - mit Schrauben oder transossären
Drahtnähten reinseriert. Ziel ist immer die Wiederherstellung der
Funktion durch die exakte anatomische Rekonstruktion.

Dies ist bei der alten Bandverletzung in der Regel nicht möglich,
man versucht daher, die anatomischen Verhältnisse durch plastische Verfahren zu imitieren oder (unter Verzicht auf die Anatomie) die Funktion der verletzten Bänder wieder herzustellen. Dazu
stehen derzeit ganz verschiedene Materialien zur Verfügung: Cutis,
Fascie, Sehnen oder die Menisci als autologe Gewebe zur gestielten oder freien Transplantation; homo- und herologe Gewebe wie
konservierte Transplantate; homo- und heterologe Gewebe wie konservierte Dura oder Sehnen und schließlich alloplastische Stof-
fe.

Die Auswahl wird natürlich bei Verwendung von gestielten Transplantaten von der Lokalisation des Bandschadens mitbestimmt: dabei
sind an ortsständigem Material neben der lateral kräftigen Fascie
und dem Musculus biceps femoris verfügbar die Sehnen des Streckapparates (Quadriceps- und Patellarsehne) sowie die an der medialen Knieregion inserierenden Sehnen von Sartorius, Gracilis,
Semitendinosus, die den Pes anserinus bilden und darüber hinaus
Semimembranosus und einem Teil der Adduktoren.

Der folgende Überblick soll kurz über die Vielzahl der operativ-
technischen Möglichkeiten des Bandersatzes informieren. Details
über gestielte Transplantate sowie die Verwendung von Cutis,
Dura und Sehnen werden anschließend von kompetenter Seite vor-
getragen.

Zur Stabilisierung des medialen Gelenkanteiles werden seit
PHILIPPS, 1914, (12) mit wenigen Variationen den Gelenkspalt
querende Sehnen im Ganzen ventralisiert und vertikalisiert (Abb.
1) oder ihre - meist distal gestielten - Stümpfe nach Durchtrennung als Bandersatz verlagert; die proximalen Stümpfe werden dabei miteinander fixiert. Stellvertretend für dieses Verfahren

sei hier die Technik von EDWARDS (4) aus dem Jahre 1921 angeführt.
HELFET (6) machte sich mit seiner 1963 angegebenen Operation
ebenfalls das Prinzip der Ventralisation zu eigen, erstrebt aber
durch Verlagerung der Sartoriussehne gleitfähig in einer Knochen-
rinde eine dynamische Zügelung.

Eine einfache Methode, die aber bei nur gedehntem Innenband indiziert ist, besteht in der Distalverlagerung des knöchernen Bandansatzes nach MAUCK, 1936, (10). Einen heruntergeklappten und
nach Fixation am Tibiakopf wieder nach oben geschlagenen Fascienstreifen empfahl CAMPBELL, 1935, (2) als Bandersatz. Über gute
Resultate nach freier Transplantation von Patellarsehnenstreifen
nach BRÜCKNER wurde 1969 berichtet (13): Dabei wird der mittlere
Sehnenanteil mit anhaftenden Knochenteilen aus Patella und Tuberositas vom verletzten oder kontralateralen Knie als plastischer
Ersatz des medialen Seitenbandes benutzt. Am lateralen Seitenband
ergeben sich im Prinzip die gleichen methodischen Möglichkeiten
mit dem ventralen Anteil der längsgespaltenen Bicepssehne, wobei
verschiedene Operateure den Bandersatz durch Aufsteppen einer gestielten Fascienrolle verstärken oder - wie von EDWARDS, 1921,
(4) empfohlen - unter Opferung der Kontinuität den Sehnenstumpf
gegen einen Fascienstreifen vernähen.

An alloplastischem Material wurden bislang mit sicher unterschied-
lichem Erfolg gebündelte Zwirnfäden, Draht als Bandverstärkung
und Dacron- bzw. Teflon-Gefäßprothesenmaterial verwendet (JELINEK,
1962, (8)).

Während die Verhältnisse bei der isolierten Collateralbandver-
letzung noch einigermaßen unproblematisch sind, kann der anatomische Kreuzbandersatz Schwierigkeiten bereiten. Die Palette der
angegebenen Methoden ist daher wesentlich bunter - sicher ein
Ausdruck für die partielle Insuffizienz der geübten Verfahren.
Die am längsten praktizierte Technik, auf die auch bei Verwendung freier Transplantate häufig zurückgegriffen wird, stammt

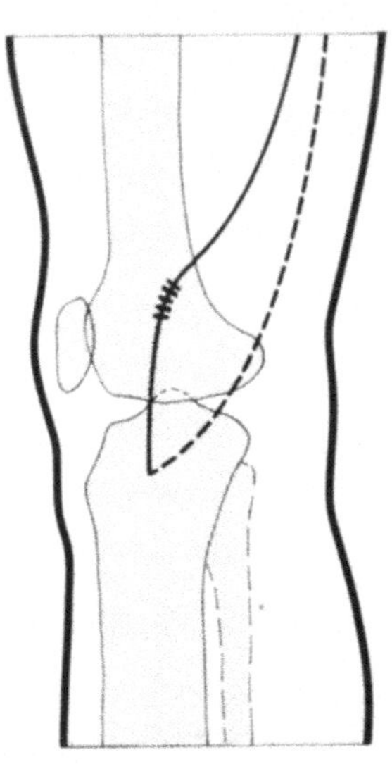

Abb. 1. Ventralverlagerung der Graci-
lissehne nach PHILIPPS, 1914

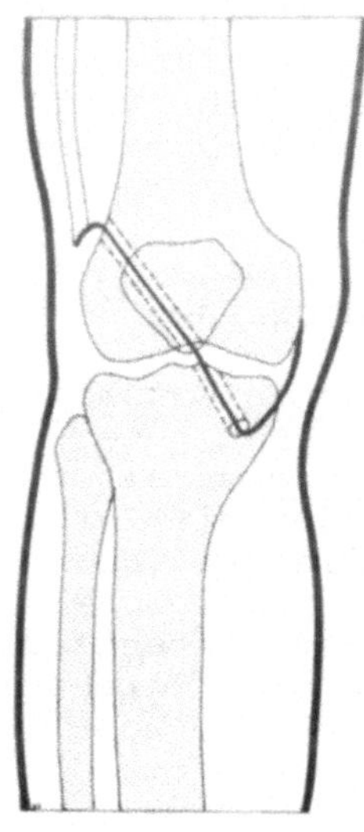

Abb. 2. Kreuzbandplastik mit Facia lata nach HEY-GROVES, 1917

von HEY-GROVES (7) aus dem Jahr 1917; dabei wird aus der Fascia lata ein distal gestielter Streifen gelöst, durch Bohrkanäle im lateralen Femur - sowie medialen Tibia-Condylus - geführt und als Innenbandverstärkung medial am Femur fixiert (Abb. 2). O'DONOGHUE (11) hat diese Technik etwas modifiziert, indem er einen dicht am Fibulaköpfchen gestielten Streifen aus dem Tractus iliotibialis ebenfalls durch Knochenkanäle im Tibiakopf und Femurcondylus führte und nach Überqueren des äußeren Gelenkspaltes mit sich selbst vernähte (Abb. 3); auf diese Weise sollen in den Bereich des zu ersetzenden Kreuzbandes besonders kräftige Fascienanteile zu liegen kommen, darüber hinaus wird das laterale Seitenband verstärkt.

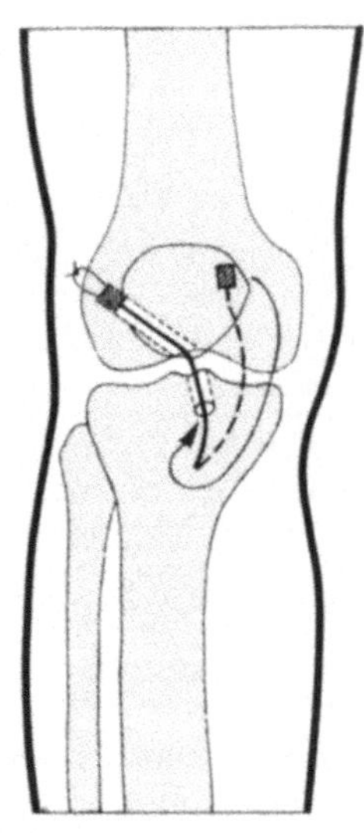

Abb. 3. Kreuzbandplastik mit Patellarsehne nach BRÜCKNER, 1966

Die Verwendung eines distal gestielten Streifens aus der medialen
Patellarsehne , der ebenfalls durch den Knochen geführt werden
muß, geht auf CAMPBELL, 1939, (3) zurück. BRÜCKNER (1) hatte
wohl 1969 die gleiche Idee, nur wird bei seinem Verfahren das
mit einem Knochenkeil abgelöste Transplantatende blind in einem
Bohrkanal im lateralen Femurcondylus verbolzt (Abb. 3).

Ein dementsprechendes Verfahren, bei dem der mittlere Patellar-
sehnenanteil Verwendung findet, wurde bereits 1963 von JONES angegeben.

Bei der Lindemann-Plastik (9) aus dem Jahre 1950 wird die distal
durchtrennte Sehne vom Semitendinosus oder Gracilis durch die
Fossa intercondylica und dem vorderen Tibiakopf zur Tuberositas
umgeleitet, was dem natürlichen Verlauf der Kreuzbänder, die ja
intracapsulär oder extraarticulär liegen - in einer hinteren
Synoviafalte sehr nahe kommt (Abb. 4). Die Sehne eines dieser
beiden Muskeln kann auch distal gestielt und durch entsprechende
Knochenkanäle geführt als Kreuzbandersatz dienen. Die verschiedenen Möglichkeiten, die Menisci zu verwenden, wie von WITTEK
(16) erstmals empfohlen, seien am Rande erwähnt; allerdings ist
nicht nur u.E. ein gesunder Meniscus zu schade, ein geschädigter
aber zu schlecht als Ersatz für ein zerrissenes Kreuzband.

All diese Techniken sind mit dem Risiko eines großen Gelenkein-
griffes belastet, das retrospektiv nicht immer durch ein entspre-
chendes Ergebnis gerechtfertigt erscheint. Insbesondere wird
dabei eine mögliche Rotationsinstabilität zu wenig berücksichtigt. Ist eine solche nachgewiesen, sollte eine der von HAUSER,
1947, (5) zur Behebung der medialen Knieinstabilität angegebenen
extraarticulären Operationstechniken angewendet werden (Abb. 5):
Durch Fixation eines am oberen Kniescheibenrand gestielten Qua-
dricepssehnenstreifens am medialen Tibiakopf wird das hintere
Kreuzband imitiert, durch Verlagerung eines an der Tuberositas
gestielten Patellarsehnenstreifens zum Femurcondylus das vordere.

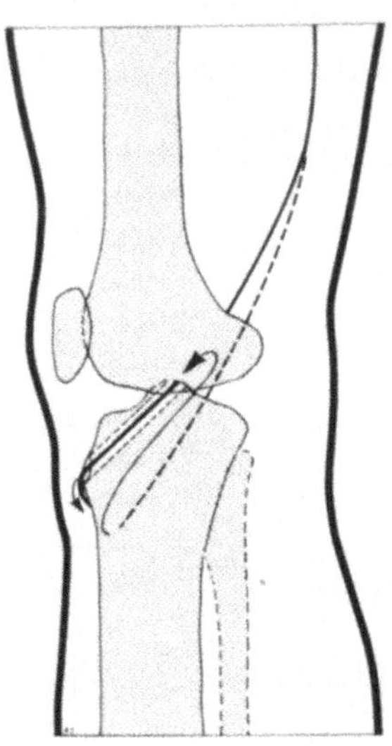

Abb. 4. Kreuzbandplastik mit Gracilis-
sehne nach LINDEMANN, 1950

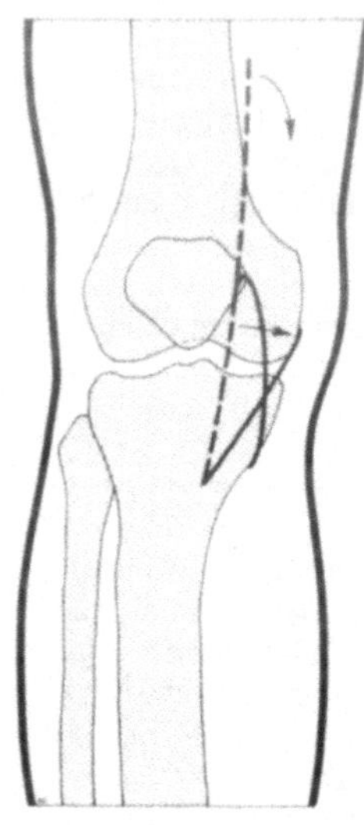

Abb. 5. Extraarticuläre Kreuz- und Seitenbandplastik mit Quadriceps- und Patellarsehne nach HAUSER, 1947

Beide Möglichkeiten können kombiniert werden und wirken darüber hinaus stabilisierend bei Insuffizienz des medialen Seitenbandapparates.

Nach Untersuchungen von SLOCUM (14, 15) kommt es bei intrasynovialen Fascien- oder Sehnentransplantaten nach anfänglicher Stabilität im Verlauf von 6-12 Monaten zu einer Dehnung, besonders wenn ein methodisch bedingtes, initiales Bewegungslimit durch forciertes Training angegangen wird. Gute Ergebnisse resultieren hingegen aus der von ihn und LARSEN 1968 erstmals publizierten Pes-anserinus-Transplantation (Abb. 6). Dabei wird die Rotationsinstabilität - z.B. Folge einer Kombinationsverletzung des vorderen Kreuz- und medialen Seitenbandes - durch Mobilisation des

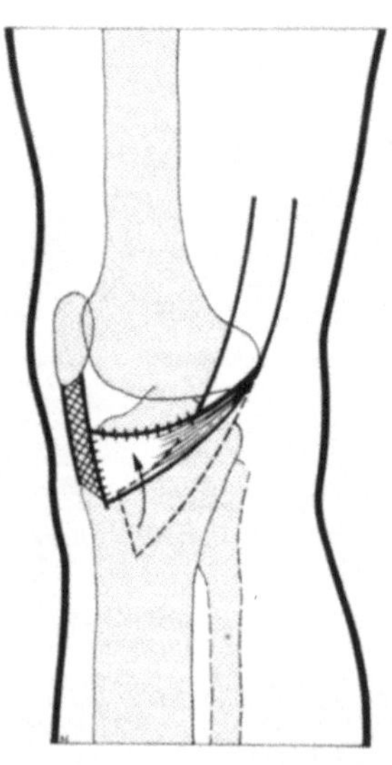

Abb. 6. Pes-anserinus-Transplantation nach SLOCUM, 1968

distalen Pes-anserinus-Anteiles und Fixation am Ligamentum patellae behoben.

Die Aufzählung der diversen Methoden ist noch keineswegs vollständig, da von den angeführten Prinzipien wiederum zahlreiche Modifikationen existieren. Eine pauschale Wertung ist deshalb auch nicht möglich. Der Vorteil, beispielsweise bei den gestielten Plastiken ortsständige und z.T. sehr kräftige Gewebe gebrauchen zu können, wird wieder dadurch gemindert, daß intakte Strukturen lädiert werden. Welche Methoden man im Einzelfall auch bevorzugen mag - es ist grundsätzlich besser, wenige Techniken zu beherrschen, als viele anzuwenden.

Auf die Bedeutung der funktionellen Nachbehandlung sei nochmals hingewiesen.

<u>Literatur</u>

1. BRÜCKNER, H.: Eine neue Methode der Kreuzbandplastik. Chirurg <u>37</u>, 413 (1966).
2. CAMPBELL, W.C.: An Operation for Repair of the internal and lateral Ligament of the Knee Joint. Surg. Gynec. Obstet. <u>60</u>, 214 (1935).
3. CAMPBELL, W.C.: Reconstruction of the Ligaments of the Knee. Amer. J. Surg. <u>43</u>, 473-480 (1939).
4. EDWARDS, A.H.: Operativ Procedure suggested for the Repair of collateral Ligaments of the Knee Joint. Brit. J. Surg. <u>8</u>, 266-271 (1921).
5. HAUSER, E.D.W.: Extra-articular Repair for ruptured collateral and cruciate Ligaments. Surg. Gynec. Obstet. <u>84</u>, 339-345 (1947).
6. HELFET, A.J.: The Management of Internal Derangements of the Knee Joint. London: Pitman 1963.
7. HEY-GROVES, E.W.: Operation for Repair of the cruciate Ligaments. Lancet <u>1917 II</u>, 674.
8. JELINEK, R., GRUBER, P., SIEPEN, M.: Der plastische Ersatz der Kniegelenksseitenbänder mit Kunststoffarterien. Zbl. Chir. <u>87</u>, 1037-1040 (1962).
9. LINDEMANN, K.: Über den plastischen Ersatz der Kreuzbänder durch gestielte Sehnenverpflanzung. Z. Orthop. <u>79</u>, 316 (1950).
10. MAUCK, H.P.: A new operativ Procedure for Instability of the Knee. J. Bone Jt Surg. <u>18</u>, 984-990 (1936).
11. O'DONOGHUE, D.H.: A Method for Replacement of the anterior cruciate Ligament of the Knee. J. Bone Jt Surg. <u>45 A</u>, 906 (1963).
12. PHILIPPS, C.E.: The operativ Treatment of ruptured Ligaments. Surg. Gynec. Obstet. <u>19</u>, 729-733 (1914).
13. PIETSCH, P., et al.: Ergebnisse plastischer Wiederherstellungsoperationen der Kreuz- und Seitenbänder am Kniegelenk bei 80 Patienten. Mschr. Unfallheilk. <u>72</u>, 181-196 (1969).
14. SLOCUM, D.B., LARSON, L.: Pes anserinus transplant. A simple surgical Procedure for Control of Rotatory Instability of the Knee. J. Bone Jt Surg. <u>50 A</u>, 226 (1968).

15. SLOCUM, D.B. et al.: Late Reconstruction of Ligamentous Injuries of the Medial Compartment of the Knee. Clin. Orthop. 100, 23-55 (1974).
16. WITTEK, A.: Über Verletzungen der Kreuzbänder des Kniegelenks. Dtsch. Z. Chir. 200, 491 (1927).

Gestielte Transplantate in der Behandlung des instabilen Knies

I. Schneider und J. Rehn

Wir verwenden für den plastischen Ersatz eines Kniebandes fast
ausschließlich das gestielte Transplantat. Es bietet sich unseres
Erachtens am Kniegelenk geradezu an (14). Die kräftige Fascia
lata, eine Vielzahl von Sehnen und schließlich noch die Menisci
stehen zur Verfügung. Es muß eigentlich überraschen, daß das
gestielte Transplantat später als die anderen Verfahren angewendet und beschrieben wurde (5).

Zwei Vorteile dieser Methode liegen auf der Hand:

1. Es handelt sich um körpereigenes Gewebe. Die Gefahr der "Ab-
   stoßung" ist nicht gegeben.

2. Es handelt sich im ortsständiges Gewebe. Eine weitere Ent-
   nahmeoperation entfällt.

Ein weiterer Vorteil dürfte sich aus den Ergebnissen der experimentellen Forschung ergeben (6, 16). Sie haben die überlegene
biologische Wertigkeit des gestielten Sehnengewebes gezeigt. Die
Ursache für die hohe biologische Wertigkeit wird darin gesehen,
daß es sich a) bei den gestielten Sehnen um ein Gewebe handelt,
das im wesentlichen dem des zu ersetzenden Bandes gleicht und
b) die Blutzufuhr über den Stiel und durch Erhalt des Para- und
Peritenoniums zum Teil erhalten bleibt (2, 3, 11). Die Einwan-
derung von Capillaren geschieht wesentlich rascher und intensiver
als bei den freien Transplantaten.

Ein Vorteil und Nachteil kann der zu erhaltende Ansatzpunkt des
gestielten Transplantates sein. Operativ-technisch bedeutet es
sicher eine Erleichterung, wenn nur an einer Seite die Fixierung
erforderlich wird. Das Transplantat kann leicht unter die er-
wünschte Vorspannung gebracht werden. Andererseits stimmt nur
bei der Bicepssehnenplastik des Außenbandes (Abb. 11) der Fixpunkt des Transplantates mit dem ursprünglichen Ansatzpunkt des
Bandes fast vollständig überein. Bei den anderen Plastiken liegt
der Fixpunkt mehr oder weniger weit vom originären Ansatzpunkt
entfernt. Bei der großen Bedeutung von Ursprung und Ansatz der
Bänder für ihre Mechanik muß dieser Umstand als Nachteil gewer-
tet werden. Zum Teil, notwendigerweise bei den Kreuzbandplastiken, können die Transplantate über Knochenkanäle dem eigentlichen
Ansatzpunkt genähert werden. Der fächerartige Ansatz der Bänder
mit den wechselnden Anspannungen der verschiedenen Bandanteile
bei Bewegung des Gelenkes kann jedoch nicht erreicht werden.

Grundsätzlich ist bei den gestielten Sehnentransplantaten zu unterscheiden zwischen statischer (Abb. 1, 2, 4, 5, 6, 10, 11) und dynamischer (Abb. 3, 7, 8, 9) Plastik, je nachdem, ob die Sehne vom Muskelbauch getrennt wird oder ob sie am Muskelbauch verbleibt und damit ihre funktionelle Anpassungsfähigkeit von der Kontraktilität des Muskels abhängt. In der Literatur wird keiner der beiden Möglichkeiten prinzipiell der Vorzug gegeben.

Noch zu wenig Aufmerksamkeit ist bisher möglichen pathomechanischen Auswirkungen durch die Transplantation ganzer oder bestimm-

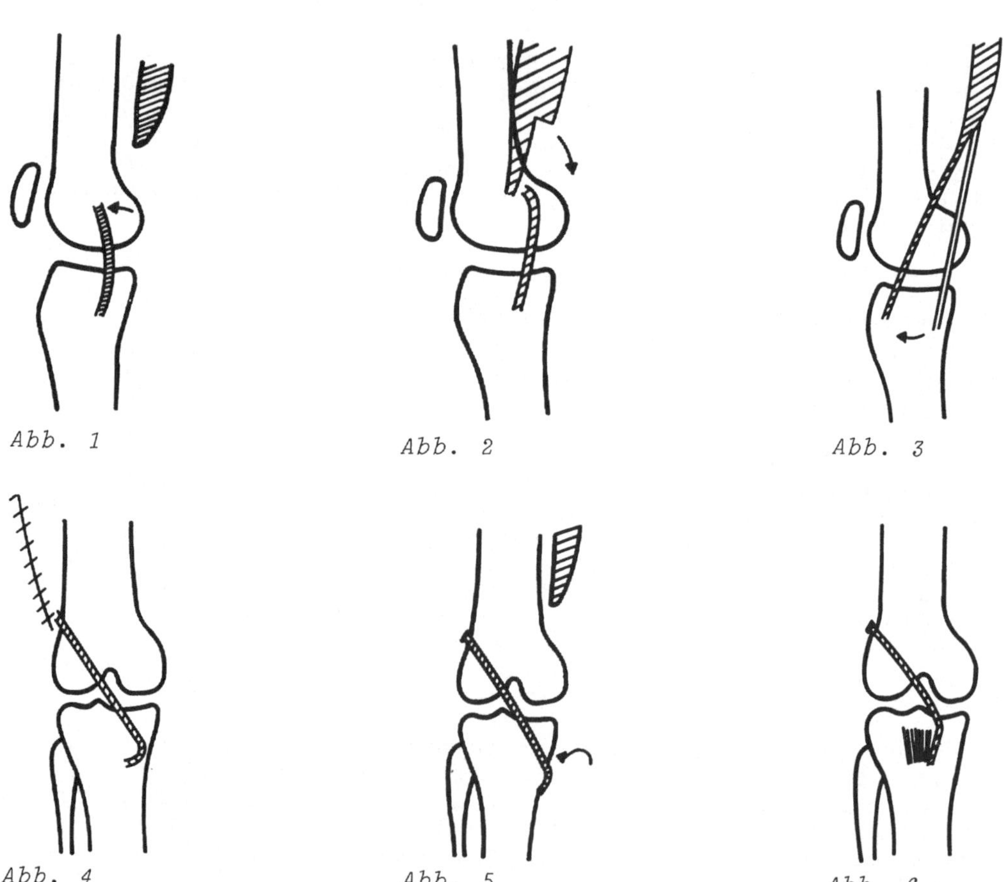

Abb. 1. *Gracilisplastik nach HELLER*

Abb. 2. *Adductor-magnus-Plastik nach SALEM*

Abb. 3. *Gracilis- oder Semitendinosus-Plastik nach PAYR*

Abb. 4. *Fascienplastik nach HEY-GROVES*

Abb. 5. *Gracilis- oder Semitendinosusplastik nach HEY-GROVES*

Abb. 6. *Plastik mit dem medialen Anteil des Ligamentum patellae nach BRÜCKNER*

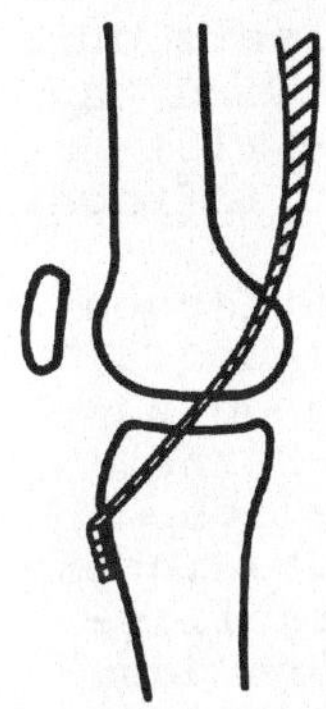
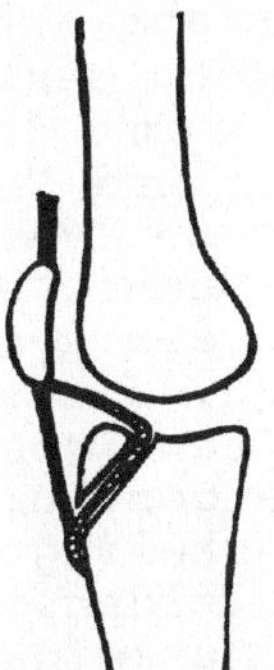
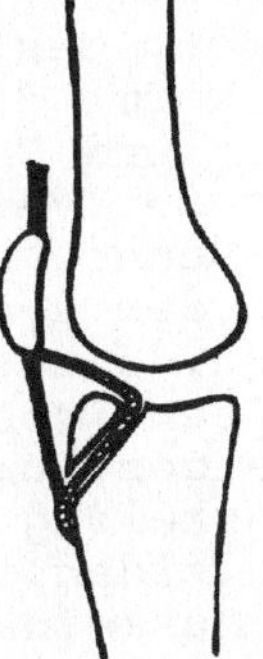
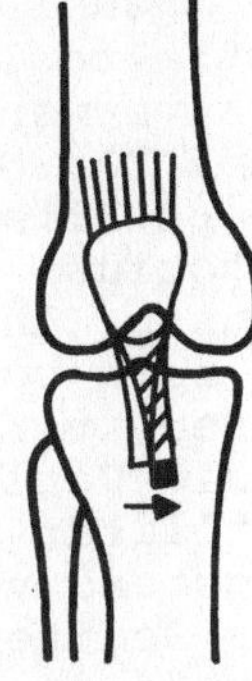

Abb. 7   *Abb. 8*   *Abb. 9*

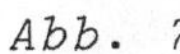
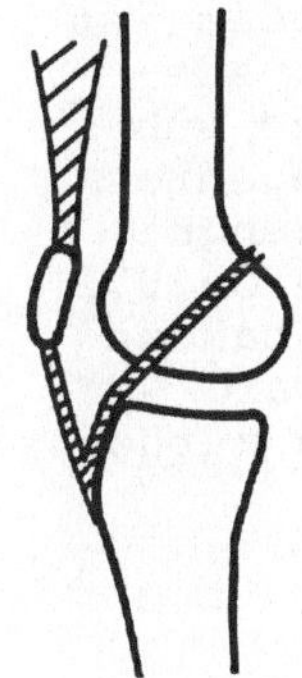
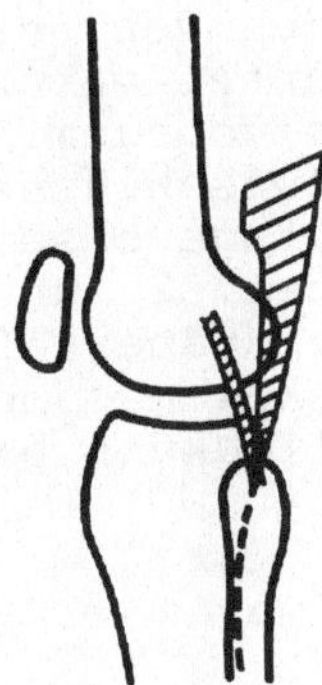

Abb. 10   *Abb. 11*

Abb. 7. Gracilisplastik nach LINDEMANN

Abb. 8. "Dynamic ligament" nach AUGUSTINE

Abb. 9. Medialisierung des Ligamentum patellae nach ROUX-HAUSER

Abb. 10. Plastik mit dem mittleren Antel des Ligamentum patellae nach JONES

Abb. 11. Bicepssehnenplastik nach KRÖMER

ter Anteile von Sehnen geschenkt worden. Man wird sie zumindest bei Verwendung der Patellasehne (Brückner-Plastik, Roux-Hauser-Plastik) (10) (Abb. 6, 9) in Form von Arthrosen im Femoro-Patella-Gelenk beachten müssen.

Innenbandplastik

Anzahl	Methode	Bandlockerung	Bewegungseinschränkung
32	HELLER PAYR (Abb. 1 u. 3)	9	2

Die Anzahl der plastischen Verfahren für den Innenbandersatz durch
gestielte Transplantate ist groß. Gestielte Fascia lata wird kaum
noch verwandt. Von den Sehnen kommt die Adductor-magnus- (15)
(Abb. 2), Gracilis-, Sartorius- und Semitendinosus-Sehne infrage.
Unsere Erfahrungen beruhen auf der Verwendung der Gracilis-,
Sartorius- und Semitendinosus-Sehne, sowohl nach dem statischen
Prinzip (Abb. 1) als auch nach dem dynamischen Prinzip (Abb. 3).
Bei noch vorhandenen Bandresten, die eine Wiedervereinigung zu-
lassen, verlagern wir die Semitendinosus- oder Gracilis-Sehne
in die Verlaufsrichtung des Bandes, um damit eine zusätzliche
Stabilität über den aktiven Muskelzug zu bekommen. Muß das innere
Längsband vollständig ersetzt werden, trennen wir die Gracilis-
oder Semitendinosus-Sehne vom Muskelbauch ab und verlagern das
Stumpfende in einen Knochenkanal am ehemaligen Ansatzpunkt des
Bandes am Epicondylus tibialis des Oberschenkels. Die Vernähung
der Sehne geschieht mit sich selbst durch Dexon- oder Mersilene-
fäden. Ein Vergleich der beiden von uns angewandten Methoden ist
schwierig, weil wir die genannten verschiedenen Indikationsbe-
reiche aufgestellt haben. Das von dem Patienten angegebene subjektive Resultat läßt wenig Aufschlüsse zu, weil Rentenbegehren
und ähnliches in unserem berufsgenossenschaftlichen Krankengut
eine große Rolle spielen. Unter 32 Innenbandplastiken 1970-1972
war bei 9 Patienten noch eine spätere Lockerung des Innenbandes
nachweisbar, die aber bei Muskelanspannung ausgleichbar war.
Eine Einschränkung der Beweglichkeit blieb in 2 der Fälle zurück.

Außenbandplastik

Anzahl	Methode	Band-lockerung	Bewegungs-einschränkung
7	KRÖMER (Abb. 11)	O	O

Als Methode der Wahl hat sich zum Ersatz des äußeren Längsbandes
am Kniegelenk die gestielte Bicepssehnenplastik (8) (Abb. 11)
erwiesen. Die längsgeteilte Bicepssehne wird am Muskelbauch abge-
trennt, am Ansatzpunkt am Wadenbeinköpfchen belassen und durch
einen Knochenkanal des Epicondylus fibularis am Oberschenkel hin-
durchgezogen und mit sich selbst vernäht.

Die Außenbandplastik wurde bei 7 Patienten durchgeführt. In allen
Fällen konnte wieder ein fester Bandhalt erzielt werden, die Beweglichkeit war nicht beeinträchtigt.

Kreuzbandplastik, hintere

Anzahl	Methode	Band-lockerung	Bewegungs-einschränkung
2	LINDEMANN	2	1

Kreuzbandplastik, vordere (mit Innenbandplastik)

Anzahl	Methode	Band- lockerung	Bewegungs- einschränkung
11	LINDEMANN (Abb. 7)	3	2

Die Zahl der gestielten Kreuzbandplastiken ist unter Einschluß
ihrer Variationen schon schwierig überschaubar. Im Prinzip gibt
es die statischen Verfahren mit Fascia lata (4, 4a) (Abb. 4),
Anteilen der Patellasehne (1, 7) (Abb. 6 u. 10), Sehne des Musculus semitendinosus und gracilis (Abb. 5) sowie Verwendung trau-
matisch abgelöster Innenmenisci (12, 17). Dagegen stehen die
dynamischen Verfahren ebenfalls unter Verwendung der Gracilis-
und Semitendinosus-Sehne (9, 13) (Abb. 7) sowie unter Verwendung
der Patellasehne (10) (Abb. 8 u. 9).

Keine Erfahrung besitzen wir mit der Verwendung von Menisci und
der gestielten Fascienplastik nach HEY-GROVES. Wir haben 1970-1972
das dynamische Verfahren nach LINDEMANN unter Verwendung der Gra-
cilis-, Semitendinosus- und Sartoriussehne, sowie in letzter Zeit
die Jones- und Brückner-Plastik unter Verwendung von Anteilen
der Patella- und Quadricepssehne durchgeführt.

Unter unseren insgesamt 31 (von 1970 bis 1972) nachkontrollierten
Kreuzbandverletzungen ohne Kreuzbandhöckerausriß bestand 20 mal
die Kombination mit einer Innenbandverletzung. Nur 6 mal fand
sich ein isolierter Riß des vorderen Kreuzbandes. Der hintere
Kreuzbandriß, der nach der Literatur extrem selten ist, trat 3 mal
auf und war kombiniert mit einem Riß des Außenbandes. 13 mal
war eine Plastik der Kreuzbänder erforderlich. Die von uns er-
faßten Fälle wurden alle unter Verwendung der von LINDEMANN 1950
beschriebenen Methode der dynamischen Bandersatzplastik operiert.

Die für das hintere Kreuzband in der Literatur beschriebene Bicepssehnenplastik konnte wegen der Kombination mit einem Außenbandriß und der dafür erforderlichen Bicepssehne nicht durchgeführt werden. Der Ersatz durch die Gracilissehne wurde 2 mal angewandt und war nicht befriedigend. Das hintere Schubladenzeichen blieb positiv.

Die 11 Plastiken des vorderen Kreuzbandes waren jeweils kombiniert mit einer Innenbandplastik. 8 mal war das Ergebnis mit gut
zu bezeichnen. Die Patienten waren subjektiv zufrieden. Das vordere und hintere Schubladenzeichen war in der Beugestellung des
Kniegelenkes bei Anspannung der Beugemuskulatur am Oberschenkel
nicht mehr auslösbar. Bei den anderen 3 Patienten war bei deutlich vorhandener Muskelatrophie das vordere Schubladenzeichen
erhalten. Die Innenbandführung war nicht fest, das subjektive
Ergebnis nicht befriedigend. Ein gutes Ergebnis der vorderen
Kreuzbandplastik mit Innenbandersatz ist wesentlich abhängig von
der wiedergewonnen Festigkeit des inneren Längsbandes.

Literatur

1. BRÜCKNER, H.: Eine neue Methode der Kreuzbandplastik. Chirurg
   37, 413 (1966).
2. BUCK, R.G.: Regeneration of tendon. J. Path. Bact. 66, 1
   (1953).
3. DAVIDSSON, L.: Über die subcutanen Sehnenrupturen und die Regeneration der Sehne. Ann. Chir. Gynaec. Fenn. 45, Suppl. 6,
   1 (1956).
4. HEY-GROVES, E.W.: Operation for repair of the crucial ligaments. Lancet 1917 II, 674.
4a. HEY-GROVES, E.W.: The crucial ligaments of the knee joint:
   Their funktion, rupture and the operative treatment of the
   same. Brit. J. Surg. 7, 505 (1920).
5. HIERHOLZER, G., LABITZKE, R.: Die Verwendung gestielter Transplantate bei Bandverletzungen. Acta traumatol. 2, 73-77
   (1973).
6. JOKINEN, T.: Tensile strength of the whole-thickness skin
   graft used of the replacement of tendon and ligament defects.
   Acta orthop. scand. 28, Suppl. 36 (1958).
7. JONES, K.G.: Reconstruction of the anterior cruciate ligament. J. Bone Jt Surg. 45 A, 925 (1963).
8. KRÖMER, K.: Zur operativen Behandlung der Seitenbandrisse
   des Kniegelenkes. Chirurg 34, 273 (1963).
9. LINDEMANN, K.: Über den plastischen Ersatz der Kreuzbänder
   durch gestielte Sehnenverpflanzung. Z. Orthop. 79, 316 (1950).
10. MATTER, P., BURRI, C., RÜEDI, Th.: Spätzustände nach sofort
   und sekundär versorgter unhappy triad. Z. Unfallmed. Berufskr.
   63, 34-46 (1970).
11. NÄRVI, E.J.: Beiträge zur Kenntnis der Sehnenregeneration
   und Behandlung der Sehnenrupturen, insbesondere im Gebiet der
   synovialen Scheiden. Acta chir. scand. 60, 1 (1926).
12. NIEDERECKER, K.: Spätresultate bei Kreuzbandplastik aus einem
   Meniskus. Chirurg 33, 88 (1962).
13. RATHKE, F.W.: Die gestielte Sehne als plastischer Ersatz der
   Kreuzbänder. Z. Orthop. 86, 29 (1955).
14. REHN, J.: Bandverletzungen des Kniegelenkes. Z. Orthop. 111,
   359-363 (1973).
15. SALEM, C.: Zur operativen Therapie veralteter Knieseiten-
   bandrisse. Chirurg 34, 27 (1963).
16. SALOMON, A.: Untersuchungen üder die Transplantation ver-
   schiedenartiger Gewebe in Sehnendefekte. Langenbecks Arch.
   Chir. 114, 523 (1920).
17. WEIGERT, M., GRONERT, H.-J.: Kniebandnaht - Kniebandplastik.
   Arch. orthop. Unfall-Chir. 72, 253-271 (1972).

Freie, autologe Transplantate in der Behandlung des instabilen Knies

J. Müller, H. Willenegger und D. Terbrüggen

Als freie, autologe Transplantate wurden vor allem Haut, Fascie und Sehnengewebe zum Kniebandersatz verwendet. Mit Fascien und Sehnentransplantaten als Bandersatz haben wir keine großen Erfahrungen. Hingegen benützen wir seit ca. 20 Jahren systematisch autologe Cutis als Bandersatz oder zur Bandverstärkung. Über die autologe Cutis als Ersatzmaterial können wir deshalb gewisse Aussagen machen. Infolgedessen werden wir uns im Folgenden auf den Kniebandersatz mit autologer Haut beschränken.

In einer geschlossenen Serie wurden von 1961-1972 an unserer Klinik in 62 Fällen für den direkten Ersatz der Seitenbänder und des vorderen Kreuzbandes frische autologe Coriumstreifen benützt, die unter starker Spannung transossär durchgezogen und zusätzlich gegeneinander fixiert worden waren (Tabelle 1).

Tabelle 1. Bandersatz durch freie autologe Coriumstreifen

Seitenband medial allein	18	
+ Meniscusnaht	6	
+ Meniscektomie	3	27
Seitenband lateral		6
Kreuzband		7
Kombinationsverletzungen:		
- vorderes Kreuzband + Seitenband med. (ohne Meniscusverletzung)	9	
- Unhappy triad	13	22
		62

Pathophysiologie

Wegleitend für die Wahl dieses Materiales waren die alten Arbeiten von LOEWE, REHN, LEXER, ENDERLIN. Diese Autoren haben übereinstimmend festgestellt, daß bei der Verwendung stark gespannter

autologer Cutislappen zur Sanierung von Bauchdeckendefekten und
speziell für den Ersatz des medialen Seitenbandes, die autologen
Hautlappen sich innerhalb von 6-10 Wochen in eine derbe Sehnen-
platte umwandeln. Experimentell hat man die Einheilungsvorgänge
von autolog versetzter Cutis schon vor 60-70 Jahren studiert
(ENDERLIN) und anhand von Injektionspräparaten festgestellt, daß
bereits nach 2 Tagen Anastomosen zwischen den Capillaren des Wirt-
lagers und denjenigen des autologen Hauttransplantates ausgebil-
det waren. Spätere Studien zeigten bereits nach Stunden solche
Gefäßanastomosen. Lymphanastomosen können schon nach 5 Tagen nachgewiesen werden. Im Prinzip besteht auf den autologen Hauttrans-
plantaten die Möglichkeit der integralen Einheilung bzw. der
Assimilation. Unser eigenes Krankengut zeigte einen unter Spannung eingesetzten Coriumstreifen, welcher bereits nach einer Woche durchgehende Revascularisation und massive Kollagenausschüt-
tungen mit gerichteten Faserbündeln aufwies. Aus den bisherigen
Untersuchungen darf man den Schluß ziehen, daß auch bei unter
Spannung stehenden frischen autologen Coriumstreifen mit der
Möglichkeit gerechnet werden darf, daß sie zum mindesten teilweise
auf dem Wege der Assimilation und nicht nur auf dem Wege der
reinen Substitution, wie dies für jede konservierte Haut anzu-
nehmen ist, einheilen. Sicher ist, daß Assimilations- und Substi-
tutionsfreudigkeit der frischen, autologen Haut jedem bradytrophen Gewebe wie Fascie, Sehne, Dura etc. weit überlegen ist.

Im Anschluß an die erste Einheilungsphase (Vascularisation) wird
durch die funktionelle Beanspruchung (Zugkräfte) das hochdiffe-
renzierte ehemalige Deckgewebe in ein kern- und gefäßreiches
junges Bindegewebe unter gleichzeitigem Schwund der spezifischen
Anhangsgebilde (Talg-, Schweißdrüsen und Haarbälge usw.) weiter-
entwickelt. Die Faserbündel, welche vorerst im Transplantat in
verschiedenen Richtungen und in mehreren Ebenen zueinander ge-
schichtet verlaufen, werden durch den formativen Reiz der Zugspannung in gleichsinnig gerichtete Bündel, in ein echtes Sehnengewebe umgewandelt (Abb. 1). Wenn die eingesetzte Haut unter
Spannung bleibt, bilden sich die epidermalen Anhangsgebilde in
der Regel vollständig zurück. Der Umwandlungsprozeß ist ca. nach
3 Monaten abgeschlossen. Abgesehen von gelegentlichen Überresten
von Drüsenausführungsgängen hatten wir keine epidermalen Über-
bleibsel mehr gefunden. Voraussetzung ist hingegen, daß die Implantate unter genügender Spannung stehen, da sonst die Gefahr
von Epidermoidcysten (PEER-PADDOCK, MEIER) besteht. Ein weiterer
Vorteil sind die mechanischen Eigenschaften des frischen Corium,
dessen Zerreißfestigkeit diejenige von Fascie um das Doppelte
übertrifft. Schließlich zeigt das autolog versetzte Corium gegenüber einer allfälligen Wundinfektion bedeutend bessere Einheil-
lungstendenz als die bradytrophen, autolog oder homolog eingesetzten Gewebe. Darauf hat schon REHN hingewiesen und anhand
eigener Fälle aus dem eigenen Krankengut können wir dies bestätigen. Zuletzt möchten wir noch darauf hinweisen, daß autologe
Haut in jeder Situation vorhanden und leicht zu entnehmen ist,
keinerlei kostspielige Gewinnungs- oder Konservierungskosten mit
sich bringt und immer in genügender Menge zur Verfügung steht.

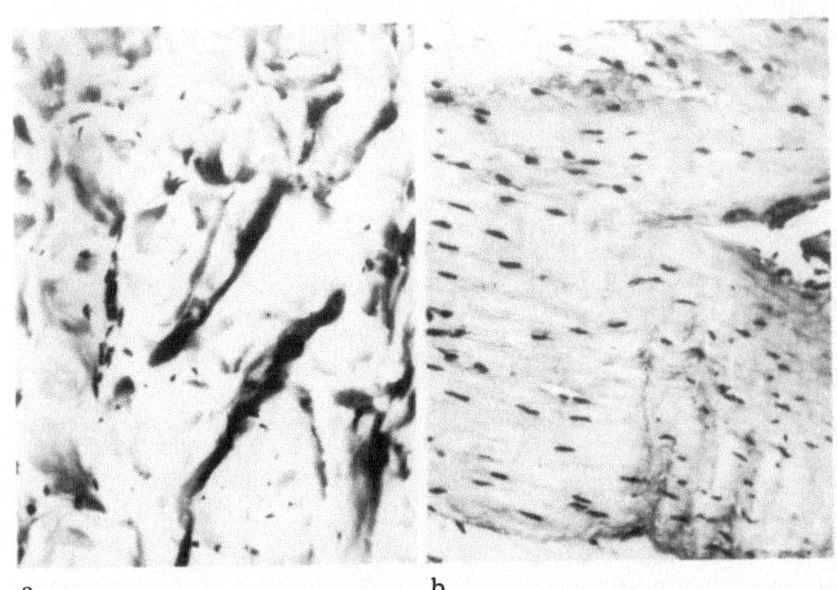

Abb. 1. (a) Lichtmikroskopische Aufnahme von normaler Haut. Die kollagenen Fibrillen verlaufen in verschiedenen Richtungen und in mehreren Ebenen zueinander. (b) Biopsie aus vorderem Kreuzband bei Status nach plastischem Ersatz mit autologem Corium vor 11 Monaten (anläßlich einer Reoperation). Alle kollagenen Fibrillen verlaufen parallel und gleichgerichtet. Diese lichtmikroskopische Aufnahme zeigt keinen Unterschied mehr gegenüber normalem Sehnengewebe

Operationstechnik

Hautentnahme. Zur Gewinnung des Coriumstreifens wurde die laterale Gesäßpartie, die laterale Oberschenkelseite oder in letzter Zeit das Wundgebiet direkt benützt. Wir entnehmen eine ca. 2 cm breite und 12-15 cm lange Hautspindel. Das noch anhaftende Subcutangewebe wird mit der Schere weggeschnitten, die Epithelschicht lediglich mit einem scharfen Messer abgekratzt, was nach unseren Erfahrungen genügt. Der präparierte, spindelige Hautstreifen wird 2-3fach längsgespalten, aber im Zusammenhang belassen, sodaß ein möglichst langer Coriumstreifen resultiert, der in Polybaktrinlösung bis zu seiner Reimplantation eingelegt wird.

Ersatz der Seitenbänder. Blutsprerre. Abdeckung mit Plastikfolie. Teiltextorschnitt. Zur Wiederherstellung der Seitenbänder wurden durch die Eckpunkte der Bandansätze je eine zur Kniegelenksebene parallel liegender Bohrkanal sowohl im proximalen Bandansatz am Femur wie im Bereich des distalen Bandansatzes am Tibiakopf angelegt. Der schuhbändelartige Coriumstreifen wurde in einer zirkulären und zusätzlich in einer Achtertour durchgezogen (Abb.2). Bezüglich Begleitverletzungen des Meniscus vertreten wir den

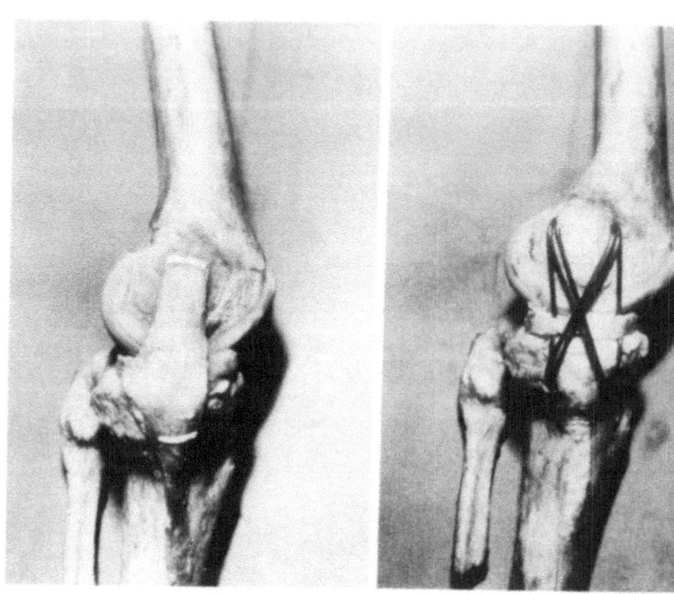

*Abb. 2. Schematische Darstellung des medialen Seitenbandes. Der
parallel zur Kniegelenksebene verlaufende Bandansatz ist markiert.
Schematische Darstellung der Ersatzplastik des medialen Seitenbandes in Kombination mit Fixation des Meniscus*

Standpunkt, daß der abgerissene, aber sonst intakte Meniscus unter allen Umständen erhalten bleiben soll. Wir befürworten eine
Mensicektomie nur für den Fall, wo eine Meniscusnaht nicht durchgeführt werden kann. Bei ausgedehntem, randständigen Abriß wird
die Meniscusnaht mit der medialen Seitenbandplastik kombiniert,
indem der zirkulär angelegte Hautstreifen mit seinem lateralen
und dorsalen Schenkel direkt durch die Basis des medialen Meniscus
gezogen wurde (Abb. 3). Dadurch wird der Meniscus, wie er es phy-
siologischerweise war, wieder an der medialen Seitenbandplastik
fixiert. Postoperativ werden Verstärkungs- und Ersatzplastiken,
sowohl des medialen wie des lateralen Seitenbandes für 6-8 Wochen
in einer zirkulären Oberschenkelgipshülse in 165-170° Streckstellung ruhiggestellt. Die Patienten durften sofort belasten,
womit zugleich ein gewisses Quadricepstraining bewirkt wurde.
(Tabelle 2 u. 3).

<u>Ersatz des vorderen Kreuzbandes und Kombinationsverletzungen:</u>
Um das vordere Kreuzband plastisch zu ersetzen, legten wir die
Bohrkanäle etwas modifiziert nach HEY-GROVES an, damit die freien
Enden der Coriumriemen auf der medialen Seite außerhalb der
transossären Verankerung gegeneinander vernäht werden konnten
(Abb. 4). Beim Ersatz des vorderen Kreuzbandes ist vor allem
darauf zu achten, daß die transossäre Verankerung am distalen
Femur genau dem ursprünglichen Bandansatz entspricht. Die häufige Meniscusbegleitverletzung bei den Kombinationsverletzungen
wird zusammen mit dem medialen Seitenbandersatz behandelt. Wenn
immer möglich, suchen wir einen intakten, nur an der Basis
abgerissenen Meniscus zu erhalten. Im eigenen Krankengut war

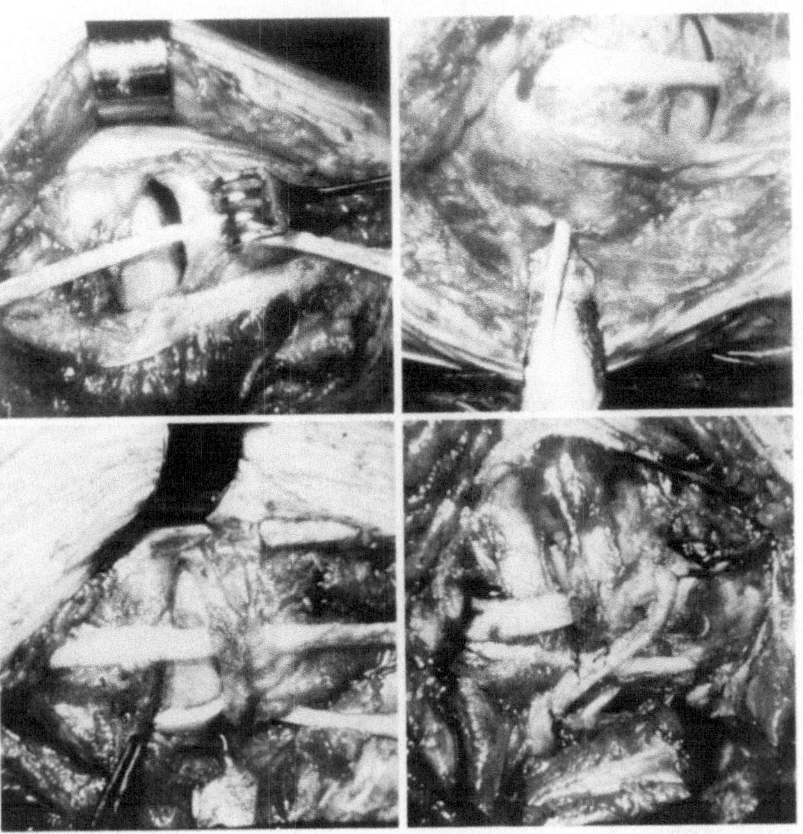

Abb. 3. B.L. 21 Jahre. Skiunfall. Totale Ruptur des medialen Seitenbandes links. Abriß des Meniscus. Ersatzplastik mit autologem Corium. Operationstechnik

Tabelle 2. Nachkontrollen von 5 Ersatzplastiken des <u>lateralen</u> Seitenbandes zeigen 3-14 Jahre postoperativ folgende Spätresultate

Laterales Seitenband	5
- seitengleiche Bandfestigkeit	3
- Funktionseinschränkung	O
- Aufklappbarkeit: leicht	1
schwer	1
- Muskelatrophie	2
- Beschwerden: Wetterfühligkeit	1
Schwächegefühl im Bein	2
Behinderung beim Gehen	1
- Sport: wie vor der Operation	3
nicht mehr möglich	2
- Reoperation	1

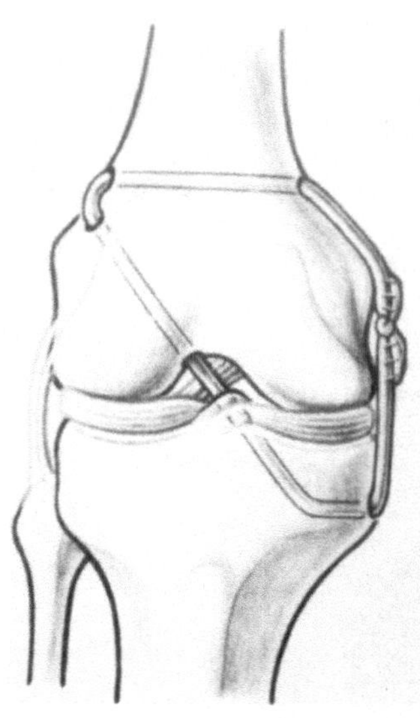

Abb. 4. Schematische Darstellung der Ersatzplastik des vorderen Kreuzbandes Modifikation nach HEY-GROVES

Tabelle 3. Die Nachkontrollen 3-14 Jahre postoperativ für die <u>mediale</u> Seitenbandplastik (inkl. Meniscusnaht) ergaben

Mediales Seitenband	27
- seitengleiche Bandfestigkeit	21
- Funktionseinschränkung (Flex. - 10°)	4
(Flex. - 20°)	2
- Aufklappbarkeit: leicht	6
schwer	2
- Meniscuszeichen	O
- Muskelatrophie	5
- Beschwerden: Wetterfühligkeit	3
Schwächegefühl im Bein	7
Behinderung beim Gehen	2
- Sport: wie vor der Operation	16
nicht mehr möglich	6
- Reoperation	1

die Meniscusnaht in 11 derartigen Fällen möglich. Selbst bei ausgedehntem randständigen Abriß wird die Meniscusnaht mit der medialen Seitenbandplastik, wie oben beschrieben, kombiniert. Postoperativ wurden sowohl die isolierten Kreuzbandplastiken wie die Plastiken bei Kombinationsverletzungen (med. Seitenband, Unhappy triad), mit einer Oberschenkelgipshülse für durchschnittlich 10-12 Wochen in 165-170° Streckstellung ruhiggestellt. Wir ließen die Patienten in der Gipshülse voll belasten. Auch die alleinige Kreuzbandplastik sowie die Kombinationsverletzungen wurden 3-14 Jahre postoperativ nachkontrolliert. Die Spätergebnisse für den isolierten vorderen Kreuzbandersatz waren wie folgt:

Tabelle 4. Spätergebnisse nach isoliertem Ersatz des vorderen Kreuzbandes

Vorderes Kreuzband	6
- Funktionseinschränkung	O
- Aufklappbarkeit: leicht	1
schwer	O
- vordere Schublade: leicht	5
schwer	1
- Muskelatrophie	3
- Beschwerden: Wetterfühligkeit	1
Schwächegefühl im Bein	2
Behinderung beim Gehen	1
- Sport: wie vor der Operation	3
nicht mehr möglich	3
- Reoperation	O

Tabelle 5. Spätergebnisse nach Kombinationsverletzungen

Kombinationsverletzungen	22
- Funktionseinschränkung (Flex. - 10°	5
(Flex. - 20°	4
- seitengleiche Bandfestigkeit	11
- Aufklappbarkeit: leicht	7
schwer	4
- Rotationsinstabilität: leicht	7
schwer	3
- Schublade: leicht	11
schwer	5
- Muskelatrophie	9
- Beschwerden: Wetterfühligkeit	7
Schwächegefühl im Bein	6
Behinderung beim Gehen	4
- Sport: wie vor der Operation	11
nicht mehr möglich	9
- Reoperationen	3

Zusammenfassend ergibt unser Krankengut 62 Fälle von direktem Kniebandersatz mit frischem, autologem Corium aus den Jahren 1969-1972, die alle nachkontrolliert werden konnten. Es handelt sich um 15 Korrektureingriffe, 3 Monate bis 22 Jahre nach dem Unfall und um 47 mehr oder weniger notfallmäßig durchgeführte Plastiken. Die Gesamtbeurteilung aller 62 Fälle ergibt nach subjektiven und objektiven Kriterien folgende Kasuistik:

```
sehr gut   20
gut        34
schlecht    8
          _____
           62
```

Wir sind der Überzeugung, daß es besser ist, eine Technik zu beherrschen, als viele Techniken der Bandplastik anzuwenden.

<u>Literatur</u>

BRUCK, H.: Arch. klin. Chir. 303, 277 (1963).

JANIK, B.: Kreuzbandverletzungen des Kniegelenkes. Berlin: Walter de Gruyter 1955.

LEZIUS, R.: Chirurg, 17/18, 132 (1947).

LOEWE, H.: Münch. med. Wschr. 24, 1320 (1912).

MÜLLER, J.: Mschr. Unfallheilk. 110, 78 (1971).

MÜLLER, J., WILLENEGGER, H., SCHUSTER, K.: Z. Unfallmed. Berufskr. 70, 23 (1970).

PEER-PADDOCK, J.N.: Arch. Surg. 34, 268 (1937).

REHN, E.: Arch. klin. Chir. 112, 622 (1919).

STENGEL, H.: Chirurg 27, 70 (1956).

WILLENEGGER, H.: Arch. klin. Chir. 308, 954 (1964).

WILLENEGGER, H., BALTENSPERGER, A.: Helv. chir. Acta 34, 75 (1967).

Ergebnisse bei Transplantationen homologer und heterologer Sehnen als Bandansatz beim instabilen Knie

A. Voorhoeve und G. Hierholzer

Wir möchten hier zu der Frage Stellung nehmen, ob konservierte
homologe und heterologe Sehnen ein geeignetes Material zur Wiederherstellung altverletzter Sehnen und Bänder im Bereich des
Kniegelenkes sind.

Wir verwenden cialitkonservierte homologe Sehnen seit 6 Jahren
und heterologe cialitkonservierte Rindersehnen seit 4 Jahren zur
Überbrückung altverletzter Sehnen und Bänder.

Von 1969 bis 1974 haben wir 95 Bandplastiken im Bereich des Kniegelenkes durchgeführt (Tabelle 1).

Tabelle 1. Kniebandplastiken (1969-1974)

	gestielte Sehne	Fascie	Cutis	homole Sehne	hetero-loge Sehne	ins-ge-samt
Innenband	20	O	O	2	3	25
Außenband	8	O	5	2	6	21
Kreuzbänder	16	O	O	O	12	28
Kniestreck-apparat	O	3	2	11 (davon 2 mal Lyodura)	5	21
	44	3	7	15	26	95

Bis Ende 1973 haben wir bei 36 Patienten 41 homologe bzw. heterologe Transplantate zu Kniebandplastiken verwendet. Beim isolierten Innenbandschaden des Kniegelenkes können aus der Nachbarschaft
ausreichend gestielte Transplantate mobilisiert werden, so daß
sich das Problem, auf freie Transplantate zurückgreifen zu müssen,
hier allenfalls bei Rezidiveingriffen stellt. Beim isolierten
Innenbandschaden haben wir deshalb nur 2 mal homologe Sehnen und
1 mal ein heterologes Sehnentransplantat verwenden müssen. Die
Ergebnisse waren gut.

Zu Außenbandplastiken haben wir neben der gestielten Plastik durch
die Bicepssehne und autologer Cutis 2 mal homologe und 6 mal heterologe Sehnen verwendet, wobei 3 mal heterologe Sehnen in Verbindung mit einer Kreuzbandplastik zur Anwendung kamen. Es wurden
also bei isolierten Außenbandplastiken 2 mal homologe Sehnen und
3 mal heterologe Sehnen verwendet (Tabelle 2).

Tabelle 2. Isolierte Innenbandplastiken

Patient	Alter	Art des Transplantates	Ergebnis
M.,K.-H.:	20	homologe Sehne	gut
L.,R.:	50	" "	gut
M.,R.:	48	heterologe Sehne	gut
Isolierte Außenbandplastiken			
V.,H.:	25	homologe Sehne	gut
H.,P.:	24	" "	Infekt, Entfernung der Sehne später Cutisplastik
Sch.,R.:	39	heterologe Sehne	gut
V.,P.:	29	" "	gut
Oe.,H.-H.:	30	" "	leichte Lockerung

Bei den 3 Fällen, bei denen heterologe Sehnen zur Anwendung kamen,
wurden 2 gute Ergebnisse erzielt. In einem Fall war später noch
eine leichte Lockerung festzustellen. In einem Fall, in dem eine
homologe Sehne zur Außenbandplastik verwendet wurde, trat ein
Infekt auf, der zur Entfernung der Sehne zwang. Das Fehlergebnis
konnte später durch eine Cutisplastik korrigiert werden. In einem
weiteren Fall, bei dem eine homologe Sehne zur Außenbandplastik
zur Anwendung kam, war das Ergebnis gut.

Von den 28 im obengenannten Zeitraum durchgeführten Kreuzbandplastiken wurden in 12 Fällen kräftige, ca. 6 cm dicke heterologe
Rindersehnentransplantate verwendet.

Operatives Vorgehen

Das Kniegelenk wird durch einen bogenförmigen medialen parapatellaren Schnitt eröffnet, die Tuberositas tibiae und der Knie-
scheibenbandansatz werden dargestellt. Danach machten wir auf
der Außenseite des Kniegelenkes im Bereich der Rolle einen kleinen Längschnitt von ca. 5 cm und gingen durch den Tractus ileo-

tibialis hinter dem Vastus fibularis auf den fibularen Epicondylus ein. Es werden dann die Bohrlöcher im Bereich der Oberschenkelrolle und des Schienbeinkopfes gelegt, und zwar in der Form, daß bei einer vorderen Schublade die Sehne von oben hinten nach vorn unten durch das Gelenk zieht und bei einer hinteren Schublade umgekehrt. Das kräftige Rindersehnentransplantat wird mit Durchflechtungsnähten am Tractus ileo-tibialis mit nicht resorbierbarem Nahtmaterial kräftig und solide verankert, nachdem das Transplantat mit Hilfe eines Gleitkatheders durch die Bohrlöcher gelegt und am Schienbeinkopf herausgeleitet wurde. Ein weiteres Bohrloch wird quer in den Schienbeinkopf unterhalb der Tuberositas tibiae gelegt, auch hier wird die Sehne durchgeführt. Nach Reposition der Schublade wird die Sehne kräftig angezogen und breitflächig im Kniescheibenband und an der Knochenaustrittstelle vernäht.

Von diesen 12 Patienten konnten 11 nachuntersucht werden, während 1 Patient 4 Monate nach der Operation außer Kontrolle geriet. Zu diesem Zeitpunkt war das Ergebnis gut.

Von den 11 nachuntersuchten Patienten waren 8 mit dem Ergebnis zufrieden. Bei einem Patienten mit einer vorderen und hinteren Schublade konnte kein zufriedenstellendes Ergebnis erzielt werden. Ein weiterer 34-jähriger Mann, bei dem bereits vor der Operation eine Arthrose des Kniegelenkes bestand, war nicht zufrieden, da zwar die Bandführung des Kniegelenkes gefestigt werden konnte, die fortschreitende Arthrose mit zunehmenden Beschwerden jedoch nicht verhindert werden konnte. Bei einer 20-jährigen Sportstudentin trat 4 Monate nach der Operation ohne wesentlichen äußeren Anlaß der Zustand wieder ein, der vor der Operation bestanden hatte. Es handelte sich um eine Ruptur 4 Monate nach der Operation, wie bei der Reintervention festgestellt werden konnte. Reste des Transplantates wurden bei der Reintervention aus dem Bohrkanal der Oberschenkelrolle und des Schienbeinkopfes entfernt.

Die feingewebliche Untersuchung, die bei Herrn Professor Könn in Bochum durchgeführt wurde, ergab Reste eines unauffälligen Sehnengewebes. Wir haben bei der Reintervention die Gracilis- und die Semitendinosussehne am Übergang zu dem Muskelbauch durchtrennt, in die vorhandenen Knochenkanäle gezogen und am Tractus ileo-tibialis verankert. Auch dieser Eingriff war ohne Erfolg. Das Ergebnis war schließlich schlechter als vor der ersten Operation.

8 der 11 nachuntersuchten Patienten waren 1 bis 3 1/2 Jahre nach der Operation mit dem Ergebnis zufrieden. Die Bandführung war straff, wobei allerdings in keinem Fall eine vollständige freie Beugung erreicht werden konnte. Bei den reinen vorderen Kreuzbandplastiken war die Beugung des Kniegelenkes jeweils nur endgradig eingeschränkt, bei einem Patienten mit einer vorderen und hinteren Schublade sowie bei einer Patientin mit vorderer Schublade, Innenbandschädigung und Kniescheibenluxation gelang die Beugung nur bis 90 Grad, während bei den übrigen Patienten das Knie um ca. 20 Grad über den rechten Winkel gebeugt werden konnte. Auch bei dem Patienten, bei dem es nach der Operation zu

Tabelle 3. Kreuzbandplastiken mit heterologen Sehnen

Patient	Alter	Art des Schadens	Transplantat	Ergebnis
Sch.,R.:	30	vorderes Krb.	heterolog	gut
St.,Z.:	38	" "	"	gut
G.,H.-J.:	20	" "	"	gut
Sch.,D.:	20	vordere und hintere Schublade	"	gut
R.,W.:	30	" "	"	nicht zufrieden
H.,E.:	61	hinteres Kreuzband und Außenband "	(2 mal)	gut
A.,F.:	36	" "	2 (2 mal)	nach 4 Monaten gut, später nicht mehr nachuntersucht (Landstreicher)
S.,F.:	34	" "	" (2 mal)	Bänder nach 1 Jahr noch fest, aber fortschreitende Arthrose mit starken Beschwerden
R.H.:	44	vorderes Kreuzband und Innenband	" (2 mal)	gut
V.,P.:	23	" "	Kreuzband heterolog, Innenband gestielt	gut
C.,M.:	47	vorderes Kreuzband, Innenband, Kniescheibenluxation	heterolog (2 mal)	gut
K.B.:	20	extreme vordere Schublade	heterolog	zunächst wesentlich besser, nach 4 Monaten Ruptur Reintervention (Gracilis und Semitendinosussehne).Ergebnis: Schlechter als vor der 1. Operation

einer fortschreitenden Arthrose kam, war die Bandführung des
Kniegelenkes bei der Nachuntersuchung, 1 Jahr nach der Operation,
fest. Nach diesen Ergebnissen darf angenommen werden, daß auch

der Patient, der nach 4 Monaten außer Beobachtung geriet, heute
noch, 2 Jahre nach der Operation, eine straffe Bandführung des
Kniegelenkes hat.

In keinem Fall wurde ein Ergebnis erzielt, das einer Restitutio
ad integrum gleich kam.(Tabelle 3).

Zur Defektüberbrückung im Bereich des Streckapparates des Kniegelenkes, sei es bei veralteten Quadricepssehnenrupturen, bei
der Spätpatellektomie mit und ohne Arthrolyse und den dabei entstehenden Defekten, bei der Teilpatellektomie oder bei dem Total-
verlust des Kniescheibenbandes, können aus der Nachbarschaft ausreichende funktionstüchtige Ersatzgewebe ohne Schwächung des
Streckapparates nicht mobilisiert werden. Obwohl viele Operations-
verfahren zur Defektüberbrückung im Bereich des Kniestreckappara-
tes angegeben wurden, wird immer wieder auf die Möglichkeit bzw.
Notwendigkeit der freien Transplantation autologen Gewebes
(Fascie, Cutis, Brückner-Plastik) sowie homologer und heterologer
Transplantate hingewiesen. Bei 21 Plastiken im Bereich des Knie-
streckapparates haben wir 3 mal autologe Fascie, 2 mal autologe
Cutis, 9 mal homologe, konservierte Sehne, 2 mal Lyodura und
5 mal cialitkonservierte Rindersehnen verwendet (Tabelle 1). Die
Ergebnisse sind der Tabelle 4 zu entnehmen.

Tabelle 4. Plastiken am Kniestreckapparat

Patient	Alter	Art des Transplantates	Ergebnis
Defektüberbrückung an der Quadricepssehne			
R.,W.:	38	homologe Sehne	gut
W.,V.:	20	" "	gut
Überbrückung von Kniescheibenbanddefekten			
L.,E.:	47	homologe Sehne	gut
J.,E.:	48	" "	gut
Teilpatellektomie, Defektüberbrückung			
J.,H.:	31	heterologe Sehne	gut
Patellektomie, Defektüberbrückung			
W.,J.:	34	homologe Sehne	gut
H.,K.:	49	" "	gut
St.,A.:	23	" "	gut
Br.,K.-H.:	41	" "	gut
B.,J.:	49	" "	gut
K.,J.:	49	Lyodura	Streckdefizit 15°
C.,N.:	34	"	Streckdefizit 10°

Tabelle 4. (Fortsetzung)

J.,H.:	45	heterologe Sehne		gut
S.,J.:	51	"	"	Streckdefizit 10°
R.,K.:	63	"	"	gut
v.D.,H.:	22	"	"	Infekt, später Arthrodese

Bei der Defektüberbrückung mit homologen Sehnen im Bereich der Quadricepssehne, bei Kniescheibenbanddefekten und bei Defekten, die nach Patellektomie und Arthrolyse entstanden waren, waren die Ergebnisse durchweg gut. Alle Patienten sind 1 bis 4 Jahre nach der Operation nachuntersucht worden. Nicht überzeugend waren die beiden Fälle, bei denen die entstandenen Defekte durch gedoppelte Lyodura überbrückt wurden. In beiden Fällen bestand ein Streckdefizit. Auch bei einem Patient, bei dem ein solcher Defekt durch ein heterologes Transplantat überbrückt wurde, war die aktive Streckung 1 1/2 Jahre nach der Operation nicht vollständig. Bei einem weiteren Patient trat ein Infekt auf, der zur frühzeitigen Entfernung des Transplantates und später zur Arthrodese zwang. Bei 2 Patienten, bei denen ein heterologes Transplantat verwendet wurde, waren die Ergebnisse gut. Während wir uns bei der Verwendung homologer Sehnen, gestützt auf unsere guten Erfahrungen in der Handchirurgie, auf die in der Literatur gemachten Angaben bezüglich der Einheilung verließen, haben wir der Verwendung konservierter heterologer Sehnen Einheilungsstudien am Tierversuch an Kaninchen vorangestellt und diese Untersuchung später parallel laufen lassen. In Kaninchenhinterläufe wurden cialitkonservierte Rindersehnen in der Form eingebracht, daß die Implantate Muskelgewebe, Sehnengewebe, Gelenkkapsel, Periost und Knochengewebe tangierten. Die Implantate wurden in der Form in die Streckapparate der Kaninchen eingeflochten, daß sie funktionell beansprucht wurden.

Die feingeweblichen Untersuchungen wurden im Pathologischen Institut der Universität Nürnberg-Erlangen von H.J. PESCH durchgeführt. Die Ergebnisse stimmen mit den Mitteilungen von HERZOG (3) und SEIFFERT (5) nicht überein. In allen Fällen wurden die Transplantate nicht, wie die obengenannten Autoren beschrieben haben, durch Einsprossen von Fibroplasten von den Wirtsstümpfen her durch körpereigenes Gewebe ersetzt. Vielmehr werden Implantate von einem körpereigenen Gewebe ummantelt. Diese Hülle, die sich um die Implantate bildet, ist nach außen hin zum körpereigene Gewebe reaktionslos, während auf der Innenseite zum Implantat hin ein zellreiches Granulationsgewebe mit Fremdkörperriesenzellen, Plasmazellen und Eosinophilen gefunden wird. Durch dieses Gewebe wird das Implantat allmählich abgebaut, wobei sich der faserreiche Bindegewebsmantel von außen nach innen zunehmend verstärkt. Mit Ausnahme eines Präparates waren nach 9 Monaten noch Transplantatreste nachweisbar. Bezüglich der Beurteilung der Wertigkeit der Transplantate kann man deshalb zusammenfassend sagen, daß die Verwendung heterologen Sehnenmaterials bei den derzeitigen Konservierungsverfahren nicht unproblematisch ist. Bezüglich der Wertigkeit der Transplantate besteht immer noch die Reihenfolge: autologes, homologes, heterologes Transplantat.

Literatur

1. BRÜCHLE, H.: Experimentelle Untersuchungen an konservierten
   Sehnen. Chir. plast. reconstruct. 6, 62 (1969).
2. FLYNN, J.E., GRAHAM, J.H.: Lyophilisierte, heterologe und
   autologe Sehnentransplantate. Zbl. Chir. 8, 280 (1964).
3. HERZOG, K.H.: Sehnenhomoplastik in Experiment und Klinik.
   Beitr. Orthopl. Traum. 14, 557 (1967).
4. JÄGER, M.: Homologe Bindegewebstransplantation. Biomechanische Untersuchungen zur Frage der Transplantateignung verschieden strukturierter Bindegewebstexturen in der orthopädischen Chirurgie. Aktuelle Orthopädie, Heft 2. Stuttgart:
   Thieme 1970.
5. SEIFFERT, K.E.: Biologische Grundlagen der homologen Transplantation konservierter Bindegewebe. Hefte Unfallheilk. 93,
   1-144 (1967).
6. SCHMIDT, K.P., SEIFFERT, K.E.: Ergebnisse der autologen und
   homologen Sehnentransplantation der Handchirurgie. Chir.
   plast. reconstruct. 6, 66 (1969).

Die Möglichkeiten zur Verwendung von Dura
bei Bandverletzungen des Kniegelenkes

M. Jäger

Um Mißverständnissen vorzubeugen, sei anfangs erwähnt, daß wir
wenn es die Umstände erlauben, das gestielte autologe Transplantat oder auch das an beiden Enden mit köchernen Insertionspunkten
versehene freie Transplantat grundsätzlich gegenüber dem homologen Bindegewebsimplantat im Bereich des Kniegelenkes bevorzugen. Das autologe gestielte Transplantat bringt den großen Vorteil, daß es bei schonender Operationstechnik in seiner ursprünglichen vasculären Ernährung belassen bleibt und meist als funkt-
tionsentsprechendes Bindegewebe schon vorliegt, was auch das
freie autologe Transplantat mit dem gestielten gemeinsam hat, also
ein funktionsentsprechender Umbau des Bindegewebes nicht mehr erforderlich ist. Diese Vorteile des gestielten autologen wie auch
des freien autologen Transplantates bedingen ihre Bevorzugung im
Kniegelenksbereich.

Als homologe Bindegewebsimplantate wurden bisher mit Erfolg verwendet: Fascie, Cutis, Sehnen und Dura.

Wir müssen uns fragen: Bringt die homologe konservierte Dura die
Voraussetzungen für den Bandersatz im Kniegelenksbereich überhaupt mit und welche Vor- und Nachteile hat sie gegenüber den anderen, als homologe Implantate verwendbaren Texturen? Sollten wir
diese grundsätzliche Fragestellung bejahen können, haben wir uns
weiter zu fragen: Welche Anforderungen sind an diese Dura-Gewebe
zu stellen und welche Indikationsmöglichkeiten gibt es in praxi?

In früheren Untersuchungen haben wir die mechanischen Kennwerte
von Dura, Fascie und Cutis im frischen cialitkonservierten sowie
lyophilisierten und gammastrahlensterilisierten Zustand untersucht. Als mechanische Kenngrößen wurden der Tangentenmodul als
Ausdruck des maximalen Widerstandes eines Stoffes gegen Defor-
mierung, die Zugfestigkeit, die Höchstkraft und die Dehnung bei
Höchstkraft festgestellt. Die Ergebnisse wurden mit der einfachen Varianzanalyse und dem Mosteller-Test statistisch gesichert.
Am Beispiel der Zugfestigkeit und Dehnung der einzelnen Bindegewebstexturen kann ausgesagt werden, daß die Fascie die höchste
Festigkeit erreicht, Haut und Dura geringere Festigkeitswerte
zeigen und untereinander annähernd gleich sind. Jedoch hat die
Haut eine deutlich nachteilig stärkere Dehnung, die auch durch
entsprechende Vordehnung, wie wir sie im Versuch vorgenommen haben, nicht beseitigt werden kann. Die Lyophilisation, kombiniert
mit Gammastrahlensterilisation, vermindert im Gegensatz zur

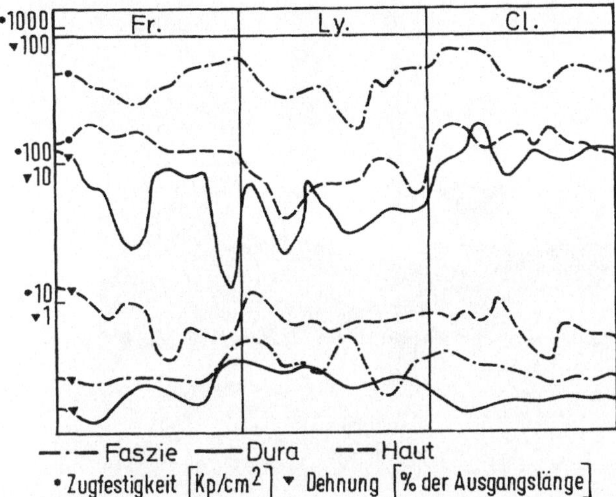

*Abb. 1. Mechanische Eigenschaften verschiedener Bindegewebstex-
turen. Graphische Darstellung im einfach logarithmischen Maßstab
der Zugfestigkeit und Dehnung verschieden texturierter und konservierter Bindegewebsimplantate. Es sind dargestellt die Mittel-
werte von 324 Einzeluntersuchungen der Bindegewebstexturen von
6 Probanden
F R. = frisches Bindegewebsimplantat,
LY. = lyophilisiertes Bindegewebsimplantat,
CI. = cialitkonserviertes Bindegewebsimplantat*

Cialitkonservierung die mechanischer Wertigkeit in Sicht auf die
Transplantateignung (Abb. 1).

Zur Bestimmung des Ein- und Umbaus in Abhängigkeit von Konservie-
rung und Zeit der Verweildauer des Implantates wurden Tierver-
suche durchgeführt. Insgesamt wurden 27 zweijährige Merino-Schafe
an beiden hinteren Extremitäten operiert. Es wurde homologe
Schafsdura zur Hälfte cialitkonserviert, zur Hälfte gefrierge-
trocknet und gammastrahlensterilisiert implantiert. Die Transplantate wurden 2, 6, 9, 12 und 24 Wochen nach Implantation entnommen. Nach Entnahme wurden die Implantate sowohl mechanisch
als auch makro- und mikroskopisch untersucht. Die lyophilisierten
und gammastrahlensterilisierten Proben wurden rascher ein- und um-
gebaut. 12 Wochen nach Implantation zeigten die entnommenen lyophilisierten gammastrahlensterilisierten Implantate bereits
makroskopisch eindeutigen Fasciencharakter, mikroskopisch war die
Vascularisierung bereits vermindert, ebenso die Fibroblastenzahl.
Die cialitkonservierten Transplantate zeigten sämtlich 6 Wochen
nach der Implantation noch eine derbe Umscheidung, die Transplantate waren ohne Verwachsung (Abb. 2 u. 3). Später kam es dann
auch zum Ein- und Umbau. Gegenüber den lyophilisierten Transplantaten (Abb. 4) waren sie jedoch deutlich verzögert. BRÜCHLE (1)
konnte durch seine Untersuchungen wahrscheinlich machen, daß die
Konzentration der Cialitlösung verantwortlich für den verzögerten
Ein- und Umbau der Implantate ist.

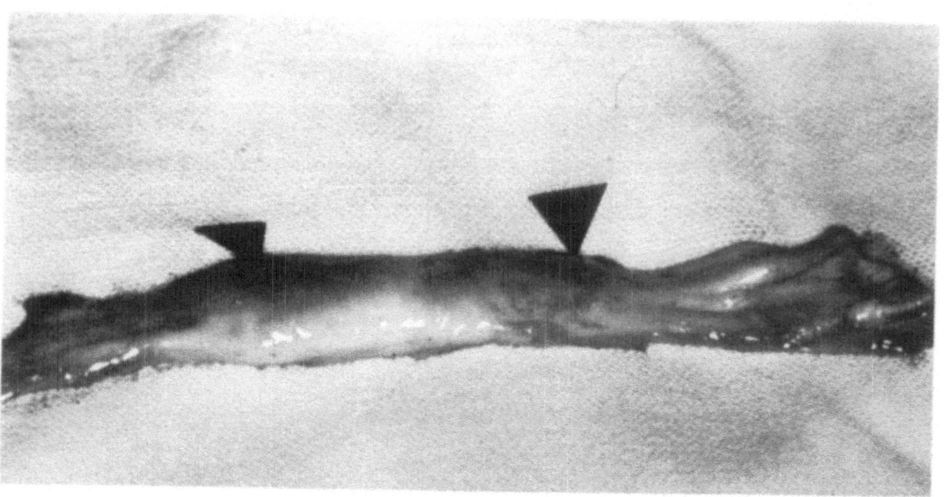

Abb. 2. Cialitkonserviertes Duratransplantat 6 Wochen nach Implantation. Sackartige derbe Bindegewebshüllen um das Transplantat

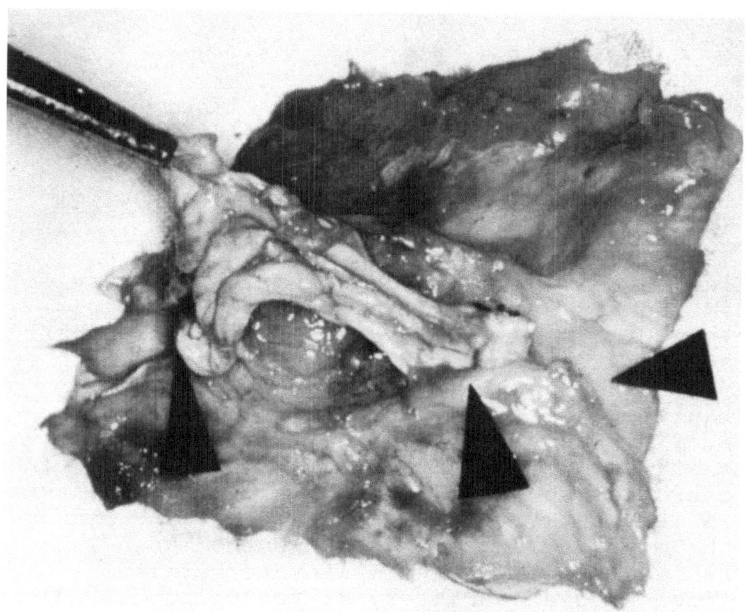

Abb. 3. Eröffnung des Bindegewebssackes. Transplantat fibrinös belegt. Keine Verwachsung mit dem Transplantatlager. Schwarze Dreiecke: Seitlich Fascie, unten Nahtstellen

Die Synopsis aller Versuchsreihen ergibt, daß trotz initial schlechter Festigkeitswerte dem lyophilisierten gammastrahlensterilisierten homologen Bindegewebstransplantat gegenüber dem cialitkonservierten aufgrund des schnelleren Ein- und Umbaus in

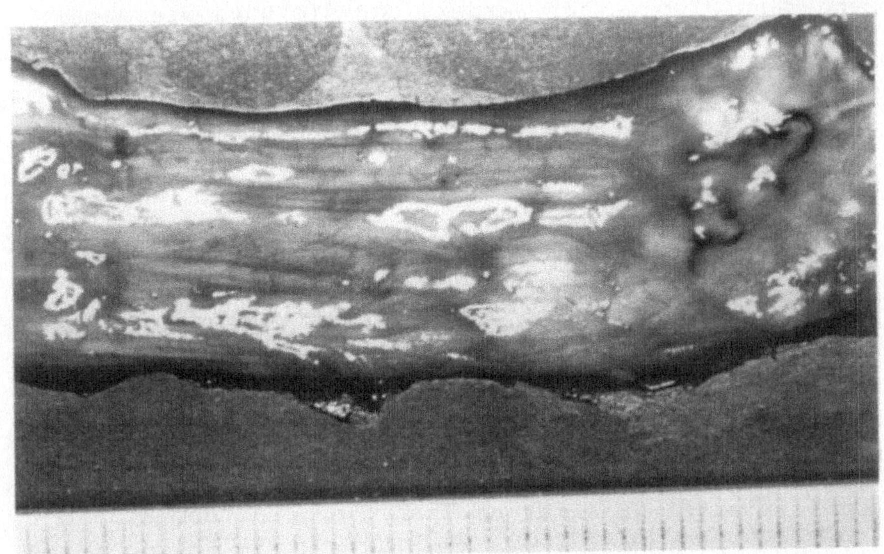

Abb. 4. Lyophilisiertes Transplantat 12 Wochen nach Implantation. Fascienartiger Charakter des Transplantates

funktionsgerechtes Bindegewebe der Vorzug zu geben ist. Der kürzere Ein- und Umbau ermöglicht, was für den chirurgischen Eingriff von Ausschlag ist, eine raschere Mobilisation und verkürzt die postoperative Ruhigstellung und Krankheitsdauer. Genauso wie die anderen homologen Bindegewebstexturen bringt folglich die Dura durchaus die Voraussetzungen für ihre Verwendung beim Bandersatz mit, insbesondere, wenn man sich darüber im klaren ist (PATE (3) u. LONGMIRE (2)), daß es sich um homostatische Transplantate handelt, deren Aufgabe erstens eine Platzhalterfunktion ist, d.h. mechanische Aufrechterhaltung einer Distanz durch das Implantat, zweitens eine Leitschienenfunktion, d.h. möglichst rascher Ein- und Umbau durch wirtseigene Fibroblasten in funktionsentsprechendes ortsständiges Bindegewebe zu ermöglichen. Eingeengt wird jedoch die Verwendung der homologen lyophilisierten und gammastrahlensterilisierten Dura durch die vorgegebene maximale Implantatgröße. Sie beträgt etwa 4 x 16 cm. Verwendet man die Dura, so ist für den Erfolg die Beachtung allgemeiner operativer Gesichtspunkte erforderlich.

1. Die Zugfestigkeit ist eine Funktion der einwirkenden Kraft, bezogen auf den Körperquerschnitt. Aus mechanischen Gründen sollten deshalb bei der relativ dünnen Dura grundsätzlich gerollte oder gedoppelte oder auch umgeschlagene Transplantate verwendet werden.

2. Weiter ist grundsätzlich zur Vermeidung vom Texturverletzungen eine atraumatische Operationstechnik angezeigt. Zur Vermeidung unnötiger Dehnung ist grundsätzlich die kürzeste Ansatz-Ursprungsstrecke zu wählen, wenn möglich im Verlauf der ersetzter anatomischen Struktur. Auf eine technisch einwandfreie Verankerung des Implantates muß grundsätzlich geachtet werden.

128

Zusammenfassend kann also gesagt werden, daß die Dura wie auch
die anderen homologen Bindegewebstexturen die Voraussetzungen
für die Implantation im Kniegelenksbereich mitbringt. Eine Einschränkung erfährt sie durch die maximale Implantatgröße und
dadurch, daß angenommen werden kann, daß das autologe Transplantat im Kniegelenksbereich in genügendem Ausmaß zur Verfügung
steht. Letzteres hat auch gewisse, oben schon erwähnte Vorteile
gegenüber dem homologen Implantat. Dadurch wird die Indikation
gerade im Kniegelenksbereich deutlich für die homologe Dura
eingeschränkt. Wir sehen deshalb eine Verwendung nur dann angezeigt, wenn es sich um einen frischen mehrortigen Innenband-
oder Außenbandriß handelt, der durch eine zusätzliche doppelte
Dura oder Manschettierung mit Dura gesichert werden kann. Bisher
haben wir unter dieser Indikation nur dreimal die Dura verwendet,
mit zufriedenstellenden Ergebnissen.

Bei veralteten Bandverletzungen und mechanisch minderwertigem
ortsständigen Bindegewebe kann ebenfalls die Duraduplikation als
Verstärkung mitverwendet werden. Einmal sahen wir die Verwendung
homologer lyophilisierter Dura für notwendig an, nachdem andernorts dreimal ein Innenbandersatz versucht wurde, der sämtlich
zu keinem guten Ergebnis führte. Hier waren autologe Transplantate weitgehend erschöpft. Die Patientin gab zu einem weiteren
autologen Transplantat kein Einverständnis mehr.

Wir haben in Art eines v-förmigen Innenbandersatzes ein Duraim-
plantat eingesetzt, das einen zufriedenstellenden Ersatz gab. Es
kann also gesagt werden, daß die lyophilisierte Dura als Liga-
mentersatz an kleinen und weniger stark belasteten Gelenken sich
bei uns bewährt hat. Im Bereich größerer Gelenke, insbesondere
des Kniegelenkes, ist die Indikation zur Verwendung lyophilisierter Dura nur in Ausnahmefällen angezeigt. Hier ist lyophilisierte
Dura im großen und ganzen zur zusätzlichen Sicherung von auto-
plastischen Maßnahme empfehlenswert. Basis dieser Aussagen ist
eine seit 1967 betriebene experimentelle Untersuchung verschiedener Bindegewebstexturen wie auch eine seit dem gleichen Zeitraum in über 80 Fällen durchgeführte klinische Anwendung konservierter Bindegewebstexturen, die durch Nachuntersuchungen über-
prüft wurden.

Literatur

1. BRÜCHLE, H.: Experimentelle Untersuchungen an konservierten
   Sehnen. Chirurg. plast. reconstr. 6, 62 (1969).
2. LONGMIRE, W.P., jr., CANNON, J.A., WEBER, R.A.: General surgical problems of tissue transplantation. In: Preservation
   and transplantation of normal tissue. Ciba foundation general
   symposia. London: Churchill 1954.
3. PATE, J.W.: Transplantation of preserved on viable tissues.
   In: Preservation and transplantation of normal tissue. Ciba
   foundation general symposia. London: Churchill 1954.

Die Behandlung des instabilen Kniegelenkes durch die intraligamentäre Tibia-Osteotomie

B. Dolanc

Als rekonstruktiver Eingriff zur Verbesserung einer Kniegelenks-
instabilität kommt bei veralteten Verletzungen auch die intraligamentäre Tibia-Osteotomie in Frage. Ihr Wert liegt - wie bei
jeder Korrekturosteotomie - primär in der Wiederherstellung der
physiologischen Beinachse, wodurch der drohenden Entwicklung bzw.
Verschlimmerung einer Arthrose Einhalt geboten wird. Durch die
Wahl des Osteotomieniveaus oberhalb der distalen Seitenbandansätze und proximal der Tuberositas tibiae sowie durch das selek-
tive Anheben des Tibiaplateaus kann man aber zugleich auch ein
erschlafftes Band wiederum "aufspannen", vorausgesetzt es handle
sich um keine Kapselbandinstabilität mit pathologischer Beweglichkeit um mehrere Bewegungsachsen (Abb. 1).

Wir praktizieren diese Methode in der Behandlung der Gonarthrose
bei deutlich instabilen Kniegelenken mit Achsenfehlstellungen
seit 1964. Sie wurde für das Genu recurvatum bereits von LEXER
(5) und BRETT (1) vorgeschlagen und später durch DEBEYRE (2) und
PATTE (3) auch für ein instabiles Genu varum oder valgum empfohlen. Unsere Ergebnisse haben wir vor 2 Jahren im Archiv für

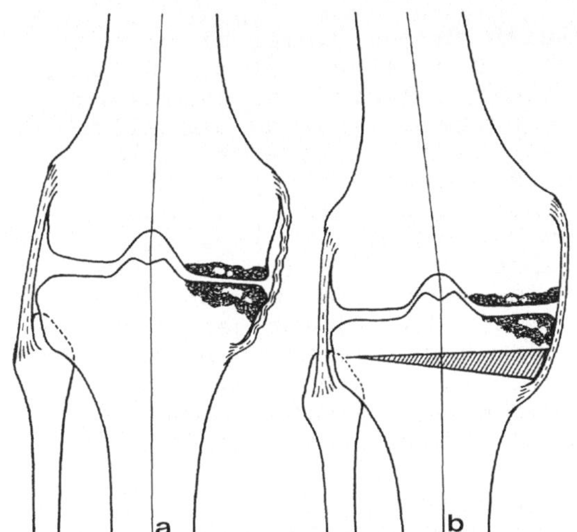

*Abb. 1 a u. b. Intraligamentäre Osteotomie bei Varus-Gonarthrose.
(a) Mediale Seitenbandinsuffizienz bei VArus-Arthrose. (b) Die
Aufrichtungsosteotomie beseitigt die Bandinsuffizienz*

Orthopädische und Unfallchirurgie ausführlich analysiert (DOLANC
(4)). Im heutigen Rahmen sollte vor allem die stabilisierende
Wirkung dieser Osteotomie auf ein Schlotterknie hervorgehoben
werden (Abb. 2).

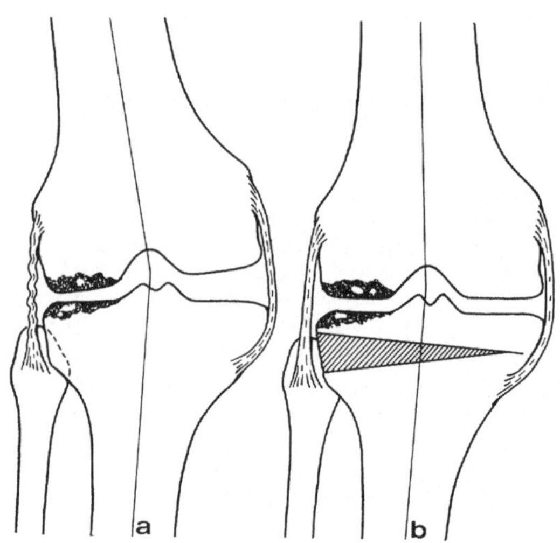

*Abb. 2 a u. b. Intraligamentäre Osteotomie bei Valgus-Gonarthrose.
(a) Laterale Seitenbandinsuffizienz bei Valgus-Arthrose. (b) Laterale Aufrichtungsosteotomie proximal des Bandansatzes behebt
die Bandinsuffizienz*

Die Operationstechnik ist im Vergleich zu den vielen andern
Bandersatzverfahren relativ einfach. Durch einen gebogenen Längs-
schnitt über dem betreffenden Tibiacondylus wird der Tibiakopf
beiderseits des Ligamentum patellae extracapsulär dargestellt.
Von der anzuhebenden Seite führen wir dann die Osteotomie möglichst hoch, subglenoidal, jedenfalls proximal der tibialen bzw.
fibularen Seitenbandansätze durch. Es ist wichtig, daß dabei die
gegenüberliegende Corticalis intakt bleibt. Das Tibiaplateau
wird anschließend mit dem Speizer angehoben, bis die physiologische Beinachse und damit zugleich eine gute Straffung des in-
suffizienten Seitenbandes erreicht wird. In den entstehenden Kno-
chendefekt pressen wir einen keilförmig präparierten auto- oder
homöoplastischen Knochenspan ein. Die Osteotomie kann, durch
einen Hautschnitt nach Textor von vorne nach hinten durchgeführt
auch zur Korrektur eines Genu recurvatum angewandt werden (Abb.
3).

Eine Osteosynthese oder Fixation im Gips für ca. 4 Wochen ist nur
bei Osteoporose notwendig. Bei guter Knochenkonsistenz wird nach
einigen Tagen mit Bewegungsübungen begonnen.

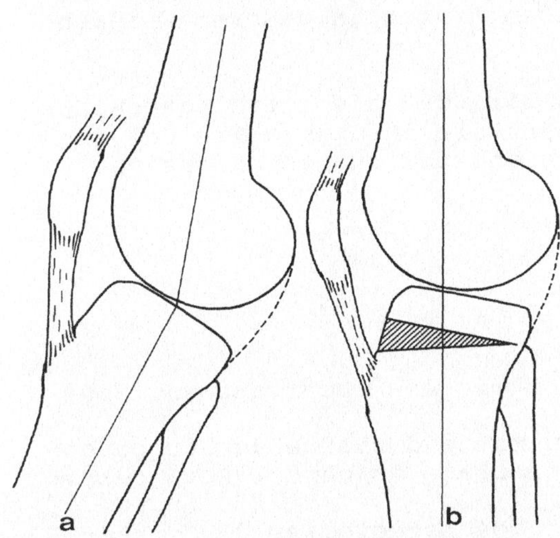

*Abb. 3 a u. b. Intraligamentäre Osteotomie beim Genu recurvatum.
(a) Präoperativ. (b) Korrekturosteotomie*

Resultate

In den letzten 2 Jahren stieg die Zahl unserer Fälle von den bereits publizierten 17 auf 23 an. Das Durchschnittsalter liegt bei 38, die Streuung reicht von 17 - 67 Jahre. Eine Patientin wurde beidseits operiert.

9 mal handelte es sich um ein Genu varum mit vorwiegend medialer Seitenbandinsuffizienz, 7 mal lag ein Genu valgum und ebenso 7 mal ein Genu recurvatum vor. Die durchschnittliche Beobachtungszeit beträgt 4 Jahre.

Die Patienten wurden klinisch und röntgenologisch mit Aufnahmen im Einbeinstand nachkontrolliert.

Eine physiologische Beinachse von 6-7° Valgus fand sich in 17 Fällen.

Die Stabilität der operierten Gelenke konnte in 18 Fällen dermaßen gebessert werden, daß die restliche minimale bis mäßige Bandinsuffizienz die Patienten nicht mehr störte. Die Schmerzen, wenn präoperativ vorhanden, verschwanden oder ließen bis auf 3 Fälle mit allzu fortgeschrittener Gonarthrose deutlich nach.

Unter den Komplikationen war 4 mal ein per-operativer Einbruch der Osteotomie in das Gelenk zu verzeichnen. Ein stärkerer Korrekturverlust konnte jedoch jeweils durch das Anlegen eines Gipstutors für 6 Wochen verhindert werden.

In einem Fall hinderte das Auftreten einer Sudeckschen Dystrophie die postoperative Mobilisation der Patientin.

132

Pseudoarthrosen, Infekte oder Paresen traten in unserem Krankengut nicht auf.

Aufgrund unserer Erfahrung glauben wir, daß die intraligamentäre
Anhebe-Osteotomie im Operationsrepertoire für instabile Kniege-
lenke bei gleichzeitiger Beinachsenfehlstellung einen festen
Platz finden soll.

<u>Literatur</u>

1. BRETT, A.L.: Operative correction of genu recurvatum J. Bone
   Jt Surg. <u>17</u>, 984 (1935).
2. DEBEYRE, J., ARTIGOU, J.M.: Résultat à distance de 260 ostéotomies tibiales pour déviation frontale du genou. Rev. chir.
   orthop. <u>58</u>, 335 (1972).
3. DEBEYRE, J., PATTE, D.: Intrérêt des ostéotomies de correction de traitement de certaines gonarthroses abec déviation
   axiale. Rev. Rhum. <u>29</u>, 722 (1962).
4. DOLANC, B.: Die Behandlung des instabilen Kniegelenkes mit
   Achsenfehlstellung durch die intraligamentäre Anhebe-Tibia-
   osteotomie. Arch. orthop. Unfall-Chir. <u>76</u>, 280 (1973).
5. LEXER, E.: Die gesamte Wiederherstellungschirurgie zugleich,
   2. Aufl. Leipzig: Barth 1931.

Begutachtung der Bandverletzungen

J. Probst

Die Einordung der Begutachtung der Bandverletzungen des Kniegelenkes bereits an dieser Stelle, also in Zusammenhang mit den
frischen Bandverletzungen, und nicht nach der Therapie, ist
zweckmäßig im Hinblick auf die Tatsache, daß die frischen Verletzungszeichen von besonderer Wichtigkeit für die Begutachtung
sind. Eine noch so ausgeklügelte Untersuchungstechnik, noch so
spezielle Röntgenuntersuchungsmethoden können die Kenntnis des
Erstbefundes und des Unfallherganges nicht ersetzen. Der ganze
Bedeutungsinhalt dessen kommt im sogen. Kniebogen zum Durch-
gangsarztbericht zum Ausdruck. Der Fehler vieler Gutachter, nur
aus dem Spätbefund oder dem Spätverlauf, also den Folgen, nach
dem Grundsatz "post hoc ergo propter hoc" auf die Ursächlichkeit
zu schließen, ist leider weit verbreitet; daß der Rückschluß aus
späteren Befunden auf den Anfangsbefund bzw. den Hergang zumindest problematisch, wenn nicht gar unmöglich ist, wird ohne weiteres ersichtlich, wenn man sich auf die Komplexität der Veränderungen in einem kranken Kniegelenk besinnt.

Besinnen sollte man sich indessen, wozu und aus welchem Grunde
Gutachten erstattet werden. Nicht ein etwaiger Zwang zu einer
bestimmten Entscheidung und auch nicht das Mandat eines Klienten
sind zu verteidigen. Vielmehr sind konklusive Beurteilungen an-
zugeben, indem aufgrund festgestellter Tatsachen eine prädikative
Aussage gebildet, eine Vorwegnahme einer Verwaltungs- oder Rechts-
entscheidung jedoch peinlich vermieden wird. Dieser kurze Hinweis
mag neben demjenigen, die Vorgeschichte nicht in die Beurteilung
zu verlegen bzw. deren bloße Wiedergabe nicht bereits als Be-
gründung zu verstehen, genügen.

Immer ist es notwendig, sich Gewißheit zu verschaffen über den
Vorzustand des Kniegelenkes. Das ist nicht ganz einfach, weil
die Befragung des Patienten selbst erfahrungsgemäß unergiebig
ist, abgesehen von der Berufsanamnese, die immerhin Aufschluß
über besondere Beanspruchungen und chronische Schädigungen gibt.
Für die Beurteilung von Zusammenhangsfragen ist es wesentlich
zu wissen, ob und welche Krankheiten ein Knie, aber auch der Patient allgemein durchgemacht hat. Nie versäume man, nach früheren
und späteren sportlichen Betätigungen zu fragen. - In den Rahmen
der Vorbelastung gehören auch Feststellungen, die der Untersucher
selbst treffen, zu denen es sich aber weitere anamnestische Aus-
künfte des Patienten einholen kann. Insoweit ist besonders auf
Form- und Haltungsschäden (Genu varum, Genu valgum, Hüft- und
Fußfehlformen, Wirbelsäulenveränderungen) zu achten.

134

Größte Bedeutung kommt der Erhebung des Unfallherganges zu. Hier
gerät der Gutachter allerdings unversehens in eine Beweisschwie-
rigkeit, da er nur von demjenigen Unfallgeschehen ausgehen darf,
welches ihm vom Auftraggeber mitgeteilt worden ist. An sich sind
sowohl Versicherungsträger als auch Gerichte verpflichtet, von
sich aus den "Tatbestand" des Unfallherganges festzustellen und
dem Gutachter vorzuschreiben, von welchem Tatbestand er auszugehen hat. Indessen geschieht dies kaum einmal, und wenn schon,
dann erweist sich die Vorgabe oft als unbrauchbar, unvollständig
oder nicht in voller Übereinstimmung mit den Angaben des Patienten befindlich. Auch wenn es in aller Regel vom Auftraggeber
hingenommen oder sogar erwartet wird, daß der Gutachter von sich
aus zu einer genauen Hergangsfeststellung kommt, tut jener gut
daran, zumindest Abweichungen von der bisherigen Schilderung des
Unfallereignisses dem Auftraggeber ausdrücklich mitzuteilen; es
kann ansonsten geschehen, daß dem Gutachter vorgeworfen wird, er
sei von einem unzutreffenden Hergang ausgegangen. Diese gutach-
terlichen Selbstverständlichkeiten bedürften keiner weiteren
Erwähnung, ergäben sich nicht gerade bei Knieschäden gehäuft Dif-
ferenzen dieser Art.

Die Schilderung des Unfallherganges spielt bei der Begutachtung
von Knieschäden deswegen eine große Rolle, weil a) das Gelenk
einer Reihe von Schädigungsmöglichkeiten ausgesetzt ist, b) bei
den behaupteten Vorgängen auch Eigentätigkeiten (Einknicken,
Verheben usw.) beteiligt sein können, c) in erheblichem Umfange -
mehr als an anderen Körperstellen - krankhafte Veränderungen unter
dem Eindruck eines vermeintlichen Unfalles offenkundig werden.
Von letzteren seien folgende herausgegriffen: Die Meniscopathie
der Knie-Innenseite mit ihrer Einbeziehung des Innenseitenbandes,
die mangelhafte Gelenkführung bei Genu laxum, die mangelhafte
Kniestabilisierung bei Muskelrückbildung des Oberschenkels, die
rezidivierenden Ergüsse mit ihren Auswirkungen auf den Kapsel-
Bandapparat.

Viel schwieriger stellen sich eigentätige Vorgänge dem Gutachter.
Ist schon unmittelbar nach einem solchen Vorgang unter dem Eindruck des Schmerzes die Analyse der Erzählung des Patienten über
den Unfallhergang recht schwierig, so wird dieser Akt noch problematischer zum späteren Gutachten-Zeitpunkt, wenn der psychische
Zwang, den "Unfall" ja recht eindrucksvoll zu schildern, unwider-
stehlich geworden ist. Sobald es an einer äußeren Veranlassung
(z.B. Stolpern über eine Bodenunebenheit) mangelt, erhebt sich
der Zweifel, ob auch solche Verletzungen, die auf eigentätige
Handlungen zurückzuführen sind, als auf der erforderlichen äußeren
Einwirkung beruhend zu erachten sind, wofür das Beispiel des Um-
knickens auf völlig ebenem Boden stehen mag. In diesem Fall kommt
es nicht darauf an, dem vermeintlich fehlenden Unfallereignis
nachzujagen, sondern nur darauf festzustellen, ob krankhafte Veränderungen bereits vorliegen und somit der "Unfall" nicht Ursache
sondern gewissermaßen Ergebnis des Leidens ist. Bezüglich der
sehr bedeutungsvollen rechtlichen Problematik verweise ich auf
SCHÖNBERGER.

Gegenüber der Negativfeststellung kommt es umgekehrt für den
Nachweis einer Bandverletzung darauf an, den Verletzungsmechanis-
mus deutlich herauszuarbeiten. Dabei bedarf es bezüglich der

Innenbandverletzungen der Erinnerung, daß sie aus anatomischen Gründen häufiger sind als die Außenbandverletzungen. Im übrigen setzen Innenbandverletzungen Abduktion und/oder Auswärtsdrehung des Unterschenkels in leichter Beugestellung, Außenbandverletzungen die gegenläufige Bewegung voraus. Kreuzbandverletzungen haben verschiedene Entstehungsmöglichkeiten; allerdings ist eine Kreuzbandverletzung ohne eindrucksvolles Ereignis nicht vorstellbar. Die schwere Bandverletzung muß bei einigermaßen sorgfältiger Untersuchungstechnik und Dokumentation überhaupt deutlich aus den Unterlagen hervorgehen, da eine vollständige Seitenbandzerreißung, erst recht eine solche mit Beteiligung des Kreuzbandapparates, sofortige statische Unbelastbarkeit nach sich zieht. Dies sind indessen nicht die gutachtlich in Erscheinung tretenden Fälle, unter denen vielmehr diejenigen mit teilweisen oder fraglichen Seitenbandverletzungen - meist im Sinne der Banddehnung - hervorstehen.

Daß es eine Bänderdehnung gibt, ist nicht zweifelhaft, erklärt sie doch zwanglos aus dem Ablauf der Gewalteinwirkung, bei welcher einzelne Bandfaserzüge mehr bzw. früher belastet werden als andere. Auch insoweit muß allerdings sichergestellt sein, daß die Bänderdehnung nicht schon vor dem angeschuldigten Unfall vorhanden war. Damit ergibt sich die Frage, welche objektiven Verletzungszeichen dokumentiert sein sollten: Die isolierte Seitenbandverletzung braucht zunächst keine äußeren Zeichen zu setzen, weder Bluterguß noch Gelenkerguß sind obligat. Eindrucksvoll ist dagegen die Einklemmung des Seitenbandes im Gelenkspalt, die bekanntlich auch die operative Befreiung erzwingt und daher gutachtlich keine Probleme aufwirft. Bei später Erstuntersuchung, etwa ab 48 Std nach dem Unfall, sollten wenigstens andeutungsweise Blutergußverfärbungen und eine Schwellung vorhanden sein. Der Aufklappungsschmerz gehört zu jeder vollständigen Seitenbandzerreissung innerhalb der ersten 48 Std, oft auch darüberhinaus. - Röntgenbefunde sind, sofern kein Bandausriß erfolgt ist, negativ.

Die Kreuzbandverletzung ist demgegenüber weniger schwierig zu beurteilen, weil sie in aller Regel als Ausriß erfolgt und einen entsprechenden Röntgenbefund zeigt. Außerdem geht der Kreuzbandriß mit einem Bluterguß im Gelenk einher.

Wie soll sich der Gutachter verhalten, wenn ihm ausreichende Befundunterlagen aus der Zeit unmittelbar nach dem Unfall nicht zur Verfügung stehen?

Insoweit bedarf es zunächst des dringenden Hinweises, nicht in den Fehler zu verfallen, an die Stelle der geforderten kausalen Betrachtung eine tatbestandliche Würdigung zu setzen; denn dabei ergibt sich zwangsläufig so gut wie immer ein "Zusammenhang". Richtig ist in solchen Fällen vielmehr zu untersuchen, ob der angeschuldigte Vorgang überhaupt geeignet war, die dem Spätbefund entsprechende Verletzung zu verursachen, und ob Frischbefund, soweit dokumentiert, und Spätbefund als zusammenhängend erachtet werden können. Fehlen die Befunde der Frischverletzung, muß Bezug genommen werden auf das, was zum Unfallhergang dokumentiert ist. - Die Frage der Geeignetheit eines Unfallmechanismus darf in der gesetzlichen Unfallversicherung nicht im Sinne des prima-facie-Beweises geprüft werden; auch dabei ergäbe sich meist ein unzu-

treffendes Urteil; ich beschränke mich auf den Hinweise, daß es
auf den Wesentlichkeitsbeweis ankommt, der eindeutig zu führen
ist. Und noch ein Hinweis an dieser Stelle: Der Wahrscheinlich-
keitsbegriff ist kein Kausalbegriff, sondern eine Beweisregel,
was häufig verkannt wird. Der Nachweis der Wesentlichkeit muß
also aus sich heraus geführt werden, die Wahrscheinlichkeit muß
für die Richtigkeit der Beweisführung sprechen und darf nicht etwa
für den Unfallhergang als solchen in Anspruch genommen werden.

Die zusätzlichen Hilfsmittel, die dem Gutachter zur Verfügung
stehen, sind beschränkt in ihrer Aussagefähigkeit. Röntgennativ-
aufnahmen, bei denen eine solche nach SCHOEN nicht fehlen sollte,
sind unverzichtbar schon wegen des Ausschlusses anderer Erkrankungen. Aussagen über Bänderverletzungen ermöglichen sie aber nur
selten. Leider geben Röntgenbilder auch Anlaß zu Fehldiagnosen
(so besonders in Bezug auf vermutete Kreuzbandabrisse bei harm-
losen Verknöcherungen). In Aufklapptechnik (Innen- und Außenseite)
gehaltene Röntgenaufnahmen sind nur dann von Wert, wenn immer
ein und derselbe Untersucher die Aufnahmen fertigt, um Unter-
schiede in der Haltetechnik auszuschließen. Daß der Patient selbst
hierbei ein wechselhafter Faktor ist, darf nicht unberücksichtigt
bleiben. Lokalanaesthesie ist bei Begutachtung nicht angezeigt. -
Eine wesentlich genauere Diagnostik der Bandschäden ist mit Hilfe
des Arthrogramms möglich, weil nicht nur bestehende, sondern auch
bereits ausgeglichene Bandverletzungen nachgewiesen werden können.
Jedoch steht diese Methode nicht jedem Gutachter zur Verfügung;
sie sollte vom Gutachter selbst angewandt, im allgemeinen nicht
durch einen dritten Diagnostiker zugeliefert werden.

Ein Sonderkapitel der Unfallbegutachtung stellen diejenigen Fälle
dar, bei denen Vorschäden bereits bestanden und nunmehr eine Verschlimmerung geltend gemacht wird. Da Verschlimmerung nichts
anderes als den auf einen Teil der Erscheinungen begrenzten Ur-
sachenzusammenhang darstellt, müssen für den Nachweis der Verschlimmerung die gleichen Untersuchungen und Beurteilungen vorgenommen und dieselben Grundsätze angewandt werden wie in anderen
Fällen. Im wesentlichen dürften auf diesem Gebiet Verschlimmerun-
gen indessen eine Ausnahme darstellen.

Literatur

SCHÖNBERGER, A.: Der Arbeitsunfall im Blickfeld spezieller Tat-
bestände, Teil 2. Berlin: Schmidt 1967.

Das instabile Knie

Diskussionsbemerkungen und Empfehlungen aller Teilnehmer
(Leitung: Teil I E. Morscher, Teil II A. N. Witt)

Zusammengefaßt und redigiert von A. Rüter und C. Burri

Pathophysiologie

Neben den anatomischen Verhältnissen und Unfallmechanismen, die bei der frischen Bandverletzung erwähnt wurden, kommt bei der veralteten Verletzung durch nachweisbare Muskelatrophie meist eine Insuffizienz der aktiven Stabilisatoren hinzu.

Durch die Schonung des instabilen, nicht selten schmerzhaften Gelenkes, entwickelt sich meist rasch eine Atrophie der Oberschenkelmuskulatur, insbesondere des Musculus quadriceps, die die Leistungsfähigkeit der aktiven Stabilisatoren erheblich beeinträchtigen kann.

Im Generellen ist bei der veralteten Verletzung davon auszugehen, daß es sich ehemals in den seltensten Fällen um eine isolierte Schädigung eines Bandes gehandelt hat. Entsprechend besteht nun beim veralteten Fall weiterhin eine komplexe Schädigung verschiedener anatomischer Strukturen.

Diagnostik

Der Untersuchungsgang entspricht dem bei den frischen Verletzungen beschriebenen. Eine Arthrographie ist kaum angezeigt. Sie erlangt aber zur Beurteilung von Meniscusschäden Bedeutung.

Auch die Arthroskopie ist auf die seltenen Fälle beschränkt, in denen rezidivierende Gelenkbeschwerden auch durch sorgfältigste klinische Untersuchung nicht geklärt werden können. Diese Untersuchung soll in Narkose, kann aber ambulant durchgeführt werden. Es ist jedoch voher mit dem Patienten zu besprechen, daß beim Auffinden pathologischer und operationsbedürftiger Befunde sofort die Arthrotomie angeschlossen werden kann und der Patient dann stationär weiterbehandelt wird.

Eine exakte Unfallanamnese hilft häufig auf die richtige Spur. Gelegentlich findet sich jedoch eine erhebliche Diskrepanz zwischen dem offensichtlich leichten ehemaligen Trauma und der bestehenden Instabilität. Dies beruht darauf, daß, bedingt durch die langen Hebelarme des Beines, auch geringe Krafteinwirkungen

in der Peripherie zu erheblicher Gewalt am kurzen Hebelarm des
Gelenkes führen können und entsprechend ausgedehnte Zerstörungen
hinterlassen.

Gerade zur Dokomentation der Untersuchungsbefunde bei veralteten
Verletzungen hat sich die Verwendung der bei den "frischen Verletzungen" bereits besprochenen Vordrucke bewährt.

Indikation zur operativen Rekonstruktion

Die Indikation zu rekonstruktiven Eingriffen beruht auf den
Parametern Instabilität, Schmerz, verminderte allgemeine Leistungsfähigkeit, Minderung der Berufsfähigkeit, Beeinflussung
der Sportfähigkeit.

Hierbei sind die Chancen des vorgesehenen Eingriffes sorgfältig
gegen den gesamten Beschwerdekomplex abzuwägen. Operationen sind
nicht gerechtfertigt, wenn die Verbesserung nur eine Nuance betragen kann. Die bisher im allgemeinen eher enttäuschende Erfahrung mit diesen Eingriffen hat ihre Ursache darin, daß es sich
in den allermeisten Fällen um den Zustand nach einer komplexen
Verletzung handelt, deren Auswirkungen durch den plastischen
Ersatz von einem, nicht selten selbst von zwei Bändern nicht ausreichend behoben werden können

In den letzten Jahren ist nun die Diagnostik der Knieverletzungen
durch verfeinerte Untersuchungsmethoden wesentlich bereichert
worden. Die erweiterten Erkenntnisse über die Komplexität der
Verletzungen schaffen auch Möglichkeiten einer subtileren und
weitreichenderen Behandlung.

Gerade weil die Rekonstruktion der veralteten Verletzungen so
aufwendig, technisch schwierig und mit vielen Mißerfolgen belastet ist, wird an dieser Stelle nochmals auf die Bedeutung einer
sorgfältigen Diagnostik und sofortigen ausreichenden Versorgung
der frischen Verletzungen hingewiesen.

Dem Musculus quadriceps kommt für die aktive Stabilisierung des
Kniegelenkes eine überragende Bedeutung zu. In den Fällen veralteter Verletzungen findet sich dieser Muskel häufig atrophiert.
Das Auftrainieren des Quadriceps steht daher am Anfang jeder
Behandlung eines instabilen Kniegelenkes im Vordergrund. Gelegentlich reicht die Wiedererlangung einer normalen Quadricepskraft
schon aus, das Gelenk aktiv ausreichend zu stabilisieren. In
jedem Fall hat jedoch der Zustand des Quadriceps auch nach plastischen Eingriffen am Kapselbandapparat einen erheblichen Einfluß
auf das funktionelle Gesamtergebnis der Rekonstruktion.

Operationstechnik

Zugänge

Bei den rekonstruktiven Eingriffen gilt dasselbe wie bei den frischen Verletzungen. Eine kleine Incision reicht nie aus. Der Zugang muß erlauben, Menisci, Kreuz- und Seitenbänder sowie die Gelenkflächen sicher zu beurteilen. Die empfohlene Schnittführung entspricht derjenigen bei frischen Läsionen.

Transplantate

Zum Ersatz insuffizienter Strukturen kommen theoretisch autologe, homologe, heterologe und alloplastische Transplantate in Frage.

Autogole Transplantate

Diese können in statischer oder dynamischer Funktion Verwendung finden. Prinzipiell besteht zumindest theoretisch die Gefahr, daß während der Umbauphase eines Transplantates eine gewisse Verlängerung des Materials eintritt, die dann im Endergebnis die angestrebte Stabilität gefährdet. Bei einer aktiven Zügelung besteht diese Gefahr nicht. Dieses Vorgehen ist aber anatomisch nicht immer möglich. Außerdem lastet ihm der Nachteil an, bei unerwarteten und unkoordinierten Belastungen pathologische Bewegungen nicht auszuschließen, sondern erst reflektorisch rückgängig zu machen. Außerdem ist nicht bekannt, wie oft im Laufe der Zeit aus primär aktiven Zügen doch passive Stabilisatoren werden, da die umgelenkten Sehnen in ihrem neuen Bett verkleben können und dadurch aktive Bewegungen verhindern. Andererseits wurden jedoch mehrfach bei Reoperationen Sehnen, die durch eine Knochenrille geführt worden waren, auch noch nach Jahren in dieser gleitfähig, von einer Art Sehnenscheide umhüllt, gefunden.

Homologe Transplantate

Bei den lyophilisierten und mit Gammastrahlen sterilisierten homologen Transplantaten handelt es sich um ein kollagenes Fasergerüst. Während der Ein- und Umbauvorgänge treten normalerweise keine Antigenwirkungen auf. Solche Reaktionen sind jedoch in Einzelfällen beobachtet worden, bei denen eine foudroyante Entzündung im Transplantatbett stattfand, durch die Antigene wieder aufgeschlossen wurden.

Die Teilnehmer der Diskussion, die cialitkonservierte, homologe Sehnen verwendet haben, waren von den Ergebnissen immer enttäuscht und mußten praktisch alle Fälle nochmals operieren.

Die mechanischen Eigenschaften homologer Dura werden durch die Lyophilisierung ungünstig beeinflußt. In letzter Zeit wird von der Industrie zusätzlich eine acetonkonservierte, nicht lyophilisierte homologe Dura angeboten. Über die biochemischen Eigenschaften dieses Transplantates sind aber, soweit bekannt, noch keine ausreichenden Erfahrungen vorhanden.

Heterologe Transplantate

Gegen diese Gewebe muß schon theoretisch der Vorbehalt gemacht
werden, daß sie H-Antigene besitzen, die während der Umbauphase
reaktiviert werden können. Aus diesem Grund wird auch heute
keine heterologe Dura mehr angeboten.
Die Verwendung von Rindersehnen ist heute nicht mehr gerechtfertigt.

Alloplastische Transplantate

Die Lyoner Gruppe verwendet in letzter Zeit gelegentlich Dacron
zum Ersatz des hinteren Kreuzbandes. Langzeiterfahrungen liegen
jedoch noch nicht vor. Im allgemeinen muß davon ausgegangen
werden, daß alloplastische Transplantate die Bildung einer binde-
bindegewebigen Umhüllung anregen sollen, die dann eines Tages
unter funktioneller Belastung faserähnlich umstrukturiert wird
und letztlich die Funktion des Transplantates übernehmen soll.
Gegenüber allzu inerten Kunststoffen ist daher - zumindest
theoretisch - der Vorbehalt zu machen, daß diese eine Umscheidung mit einer kräftigen Bindegewebshülle nicht genügend provozieren.

Spezielle Empfehlungen zum Ersatz insuffizienter Strukturen

Vorderes Kreuzband

Zur Behandlung der veralteten Läsion des vorderen Kreuzbandes
sollte die Operation nach HAUSER (fälschlicherweise als ROUX
bezeichnet) nicht mehr durchgeführt werden. Dieses Vorgehen erhöht den retropatellaren Druck und lenkt ihn auf die mediale
Facette der Patella um und stellt damit eine Gefährdung des pa-
tellofemoralen Gelenkes dar.

Die Brückner-Plastik erlaubt wegen der Kürze des zu gewinnenden
Sehnenstreifens zwischen Tuberositas und Patella nur selten eine
anatomische Rekonstruktion des vorderen Kreuzbandes (JÄGER). Die
anatomische Bandführung ist jedoch unbedingt notwendig, um die
Funktion der Viergelenkkette zu gewährleisten. Beim Kreuzbandersatz nach BRÜCKNER sollte immer die proximale Ansatzstelle des
Bandes berücksichtigt werden.

Alternative Transplantate zum Ersatz des Kreuzbandes bilden distal gestielte Sehnenstreifen aus dem Ligamentum patellae, die
über die Patella selbst hinauf bis aus der Quadricepssehne in
sicher ausreichender Länge entnommen werden können. Um das
Gleichgewicht der Patella nicht zu stören, müssen diese Streifen
aus den mittleren Anteilen des Bandes entnommen werden. Da die
Sehne über die Kniescheibe wesentlich schwächer ist, erscheint
es notwendig, hier mindestens die Hälfte der Sehnenfläche zu
entnehmen, um eine ausreichende Festigkeit des Transplantates
sicherzustellen.

Bei den Verletzungen des vorderen Kompartements, zu denen die
Schädigung des vorderen Kreuzbandes gehört, liegt häufig auch

eine Rotationsinstabilität vor. Transplantationen von Sehnen des Pes anserinus sind daher problematisch, da die Schwächung dieser Sehnengruppe die Rotationsinstabilität vergrößern kann.

Da die anatomische Führung der Transplantate gerade beim Kreuzbandersatz von überragender Bedeutung ist, müssen hier zunächst die Kreuzbandstümpfe exakt präpariert werden. Das Transplantat wird dann direkt durch diese Stümpfe geleitet und in den dazwischenliegenden, zuvor eröffneten Synovialsack gelegt.

Handelt es sich lediglich um die relative Insuffizienz eines unter Verlängerung verheilten Kreuzbandes, besteht die Möglichkeit, den ausgemeißelten distalen Ansatz des Kreuzbandes nach unten in den Tibiakopf hinein zu verlagern.

Mediales Seitenband

Findet man bei der Revision lediglich ein insuffizientes, ansonsten aber kräftiges Seitenband vor, kann ein knöcherner Ansatz dieses Bandes ausgemeißelt und so verlagert werden, daß eine ausreichende Straffung des Seitenbandes resultiert. Hierbei ist jedoch darauf zu achten, daß alle in Richtung auf das Gelenk noch einstrahlenden Narbenzüge durchtrennt werden, da diese sonst den Effekt der Verlagerung blockieren können. Bei erhaltenem Meniscus ist die Verlagerung nach distal problematisch, da der mit dem Band fest verbundene mediale Meniscus hierbei aus seinem Lager gezogen werden kann. Wenn man diesen Eingriff dennoch durchführt, muß zuvor der Meniscus mit den zarten Anteilen des inneren Kapselbandes vom Seitenband gelöst werden.

Zum Ersatz des geschädigten medialen Seitenbandes empfiehlt die Mehrzahl der Diskussionsteilnehmer die Umlenkung der Gracilissehne - als statischer Zügel nach PHILIPPS oder als aktive Zügelung nach HELFET - als die Methode der Wahl.

Eine weitere Möglichkeit zum Ersatz des medialen Seitenbandes besteht durch die Transplantation autologer Cutis.

Bei allen Seitenbandtransplantaten ist darauf zu achten, daß das eingepflanzte Material nicht zu weit ventral zu liegen kommt, da hierdurch die Beugefähigkeit des Gelenkes deutlich beeinträchtigt werden kann.

Besteht gleichzeitig eine Schädigung des vorderen Kreuzbandes und des medialen Seitenbandes, bietet die Operation nach HEYGROVES einige technische Vorteile. Der als Transplantat verwendete Streifen aus der Fascia lata bleibt am lateralen Epicondylus des Femurs knöchern inseriert. Der Ersatz von Kreuz- und Seitenband ist mit demselben Transplantat möglich. Eine Schwächung der aktiven Stabilisatoren durch Umlenkung oder Resektion entsprechender Sehnen entfällt. Die Methode stößt dennoch auf Vorbehalte, da der Fascienstreifen qualitativ kein optimales Transplantat darstellt und seine exakte anatomische Führung im Bereich des Kreuzbandes schwierig ist.

Laterales Seitenband

Hier bieten sich methodisch dieselben Möglichkeiten durch Verwendung der ventralen Anteile der längsgespaltenen Bicepssehne,
die durch eine gestielte Fascienrolle verstärkt werden kann.

Interligamentäre Osteotomien haben in den Fällen ihre Berechti-
gung, bei denen eine relative Bandinsuffizienz mit Achsenfehlstellung auf dem Boden degenerativer Prozesse oder posttraumati-
scher Höhenminderung einer Gelenkfläche besteht(Abb. S. 129, 130).
Durch die Osteotomie wird das nur relativ insuffiziente Band
gestrafft und die physiologische Gelenkachse wiederhergestellt.
Leichte Überkorrekturen sind dort angezeigt, wo die Gelenkverhältnisse im kontralateralen Kompartiment besser sind. Die leichte
Überkorrektur der Gelenkachse bewirkt, daß die Lastachse in die
besser erhaltenen Gelenkanteile umgeleitet wird.

Hinteres Kreuzband

Die Rekonstruktion des hinteren Kreuzbands ist allein vom Zugang
her schwierig. Am besten eignet sich hierfür der dorsale Zugang.
Sehr häufig handelt es sich bei dieser Verletzung um einen ossären
Ausriß des distalen Bandansatzes. Band und anhängendes Knochen-
stück sind sorgfältig aus der Narbe zu präparieren und können
danach knöchern reinseriert werden.

Dieser Eingriff muß jedoch möglichst frühzeitig erfolgen, da später eine anatomische Reinsertion wegen der zwischenzeitlich stattgehabten Bandschrumpfung nicht mehr möglich ist.

Insgesamt ist die veraltete Läsion des hinteren Kreuzbandes eine
relativ häufig übersehene Verletzung, da der frische Schaden fast
ausschließlich zusammen mit einer Ruptur der hinteren Kapselanteile auftritt, die eine Drainage des Hämarthros in die umgebenden
Weichteile erlaubt. Hierdurch erscheint das frischverletzte Knie
ergußfrei und vermeintlich nicht wesentlich verletzt.

Dorsale Kapselschalen

Rupturen in der dorsalen Kapselschale müssen durch gestielte Kap-
selperiostlappen überbrückt werden. Diese Lappen sind durch transossäre Nähte am Tibiakopf zu fixieren (Abb. S. 64).

Menisci

Wenn irgend möglich, sollen bei rekonstruktiven Eingriffen ebenso
wie bei der Versorgung frischer Verletzungen die Menisci erhalten

bleiben. Findet sich eine Korbhenkelläsion, kann in den meisten
Fällen davon ausgegangen werden, daß das Trauma einen an sich
gesunden Meniscus traf. Es genügt in diesen Fällen, in Höhe der
Läsion zu resezieren und den Meniscusrest zu belassen.

Gelegentlich findet sich ein makroskopisch unauffälliger Meniscus,
der sich jedoch pathologisch bewegen läßt. Hierbei handelt es sich
um den sogenannten schlotternden Meniscus, der wahrscheinlich
Folge eines ehemaligen Abrisses darstellt, der unter insuffizienter Narbenbildung verheilte. Das Hin- und Hergleiten des Meniscus führt auf die Dauer zu Schäden der kontaktierenden Knorpel-
flächen. Dieser Zustand kann deswegen nicht belassen werden.
Therapeutisch ergibt sich die Möglichkeit, durch Präparation,
Elektrostichelung und folgende Narbenbildung in der Grenzschicht
sowie zusätzliche Kapselraffung die Mobilität des Meniscus auf
ein physiologisches Maß zu beschränken. Nicht selten findet sich
dieser schlotternde Meniscus im Rahmen einer allgemeinen Rotationsinstabilität, nach der in all diesen Fällen speziell gesucht
werden muß.

Nachbehandlung

Nach allen rekonstruktiven Eingriffen, insbesondere nach solchen,
bei denen Knochenkanäle gebohrt wurden, ist mit einer Nachblutung
in das Gelenk zu rechnen. Daher muß ein intraarticuläres Redon
für 12-24 Std eingelegt werden.

Bei allen freien Transplantaten kommt es während der Umbauphase
vorübergehend zu einem erheblichen Verlust der Festigkeit, unabhängig von der primären Stabilität der Rekonstruktion. Diese Tatsache läßt theoretisch eine postoperative Ruhigstellung für
10-12 Wochen angezeigt erscheinen. Eine so lange Immobilisation
führt aber fast immer zu deutlichen, teilweise erheblichen und
bleibenden Bewegungseinschränkungen. Die Nachbehandlung stellt
also einen Kompromiß zwischen der Forderung nach bleibender Stabilität des Transplantates einerseits und bleibender Beweglichkeit des Kniegelenkes andererseits dar.

Falls bei der Operation nur knöcherne Bandansätze verschoben und
mittels Osteosynthese stabil fixiert wurden, ist die gipsfreie
Nachbehandlung mit aktiver Mobilisation möglich, falls der Patient
kooperativ und zuverlässig ist.

War die Verletzung nicht zu ausgedehnt und handelt es sich wiederum um einen verständigen Patienten, kann zunächst eine Oberschen-
kelgipsschiene in 20° Beugung angelegt werden. Unter Aufsicht
darf der Patient aktiv die Beugung zwischen 20 und 60° üben. Sobald ein Bewegungsumfang von insgesamt 40-50° erreicht ist, wird
eine Gipshülse für weitere 3-4 Wochen angelegt.

Erscheint es notwendig, postoperativ jede Bewegung des Kniegelenkes zu vermeiden, wird direkt postoperativ ein gespaltener
Oberschenkelgips angelegt, der bei gesicherter Wundheilung in
einen geschlossenen Tutor umgewandelt wird. Um bei diesem Vorgehen

ein Verkleben der Retinacula zu verhindern, kann ein breites
Fenster über der Patella angelegt werden, dies erlaubt ungehin-
derte Bewegungen der Kniescheibe bei aktiven Anspannungsübungen
des Quadriceps.

Im generellen gelten folgende Ruhigstellungszeiten:
nach Seitenbandrekonstruktion 4-6 Wochen,
nach Kreuzbandrekonstruktion 8-10 Wochen.

Bei der Verwendung autologer Cutis ist der funktionelle Reiz auf
die Umbauvorgänge im Transplantat von besonderer Bedeutung. Man
ist daher gerade nach diesen Operationen von den früher empfohlenen langen Ruhigstellungszeiten abgekommen, sollte aber 4 bzw.
8 Wochen nicht unterschreiten.

Nach Seitenbandrekonstruktionen ist es günstig, während der ersten Phase der Remobilisation den inneren Schuhrand um 5-6 mm zu
erhöhen. Dies ergibt über eine leichte Varusstellung des Kniegelenkes eine Entlastung des ersetzten Bandes.

Gerade nach rekonstruktiven Eingriffen, die einerseits eine lange
Ruhigstellung der Transplantate unter dosiertem funktionellen
Anreiz, andererseits aber auch die frühe Mobilisation des Knie-
gelenkes mit kräftigem Muskeltraining angezeigt erscheinen lassen,
stellt der Bewegungsgips eine empfehlenswerte Bereicherung im
Rahmen der Nachbehandlung dar.

Die Mobilisation des Kniegelenkes nach Gipsabnahme erfolgt unter
krankengymnastischer Anleitung. Hierbei muß vor allzu intensiven
Übungen gewarnt werden. Die Krankengymnastin wird angehalten, die
erreichten Bewegungsausschläge in eine Kurve einzutragen. Finden
sich über 1 Woche keine Fortschritte mehr, ist es meistens richtig, die krankengymnastische Betreuung zunächst zu unterbrechen
und den Patienten in 2wöchigen Abständen zu kontrollieren. Eine
Intensivierung der Übungen in dieser Situation bewirkt nur eine
Verschlechterung in der Beweglichkeit.

Bei anhaltendem Stop des Bewegungsumfanges ist in seltenen Fällen
eine Narkosemobilisation gerechtfertigt. Hierbei darf das Gelenk
jedoch nur vorsichtig um 10-15° weiterbewegt werden, da dies bereits ausreicht, um Verklebungen und Briden zu lösen. Oft genügt
schon die Narkose allein - ohne weitere Manipulation - um eine
deutliche Verbesserung der Beweglichkeit zu erreichen. Der Patient sollte dann in der neu erlangten Endstellung des Gelenkes
aufwachen, um zu sehen, "daß es ja geht", um die Angst vor dieser
Bewegung zu verlieren.

Spätergebnisse
____

Nicht selten besteht eine erhebliche Diskrepanz zwischen den subjektiven Beschwerden und den objektiven Befunden anläßlich einer
Kontrolluntersuchung. Dies erklärt sich hauptsächlich daraus, daß
bei der Untersuchung das Knie im Sitzen oder Liegen geprüft wird,
der Patient sein Gelenk jedoch bei Gehen, Arbeit und sportlicher

Betätigung testet. Um diese Belastungen bei einer Kontrolluntersuchung wenigstens in etwa zu erfassen, erscheint es notwendig, neben der passiven Prüfung der Stabilität den Patienten noch Kniebeugen im Einbeinstand auf der verletzten Seite durchführen zu lassen.

Insgesamt befriedigen die Spätergebnisse nach veralteten Bandverletzungen des Kniegelenkes bis heute häufig nicht. Nachdem in letzter Zeit die Komplexität der Verletzungen erkannt und durch subtilere Untersuchungsmethoden besser durchschaubar wurde, ist nun zu hoffen, daß auch verfeinerte und ausgedehntere Rekonstruktionen die Prognose dieser Schäden verbessern werden.

Hefte
zur Unfallheilkunde

Beihefte zur Monatsschrift
für Unfallheilkunde
Herausgeber: J. REHN,
L. SCHWEIBERER

105. Heft: A. LOB: **Die Krukenberg-Plastik in Friedens-
zeiten.** 10 Abb. VI, 48 Seiten. 1970
DM 28,–; US $12.10   ISBN 3-540-05147-3

106. Heft: **Verhandlungen der Österreichischen Gesellschaft für Unfallchirurgie.** 5. Tagung am 24. und 25.
Oktober 1969 in Salzburg. Im Auftrag des Vorstandes
herausgegeben vom Sekretär der Gesellschaft, E. Jonasch
24 Abb. XII. 188 Seiten. 1970
DM 58,–; US $25.00   ISBN 3-540-05148-1

107. Heft: **Verhandlungen der Deutschen Gesellschaft
für Unfallheilkunde, Versicherungs-, Versorgungs- und
Verkehrsmedizin e.V.** XXXIV. Tagung vom 11. bis
13. Mai 1970. Düsseldorf. Im Auftrage des Vorstandes
herausgegeben von H. Contzen, W. Arens. 79 Abb.
XVI, 267 Seiten. 1971. DM 93,–; US $40.00
ISBN 3-540-05361-1

108. Heft: **Verhandlungen der Österreichischen Gesellschaft für Unfallchirurgie.** 6. Tagung am 16. und 17.
Oktober 1970 in Salzburg. Im Auftrage des Vorstandes
herausgegeben vom Sekretär der Gesellschaft, E. Jonasch
40 Abb. XI. 214 Seiten. 1971. DM 76,–; US $32.70
ISBN 3-540-05580-0

109. Heft: U. SCHMIDT-TINTEMANN.: **Zur Lage der
plastischen Chirurgie.** 15 Abb. VIII, 92 Seiten. 1972
DM 47,–; US $20.30.   ISBN 3-540-05645-9

110. Heft: **Verhandlungen der Deutschen Gesellschaft
für Unfallheilkunde, Versicherungs-, Versorgungs- und
Verkehrsmedizin e.V.** XXXV. Tagung vom 24. bis
26. Mai 1971 in Freiburg/Br. Im Auftrage des Vorstandes herausgegeben vom H. Contzen, W. Arens
127 Abb. XVI, 324 Seiten. 1972
DM 119,–; US $51.20   ISBN 3-540-05767-6

111. Heft: **Verhandlungen der Österreichischen
Gesellschaft für Unfallchirurgie.** 7. Tagung am 8. und
9. Oktober 1971 in Salzburg. Im Auftrage des Vor-
standes herausgegeben vom Sekretär der Gesellschaft,
E. Jonasch. 43 Abb. XII, 291 Seiten. 1972
DM 110,–; US $47.30   ISBN 3-540-05961-X

112. Heft: J. PROBST: **Reosteosynthesen langer
Röhrenknochen.** 37 Abb. VIII, 139 Seiten. 1973
DM 72,–; US $31.00   ISBN 3-540-06028-6

113. Heft: K.-P. SCHMIT-NEUERBURG, D. WILDE:
Defektüberbrückung an den langen Röhrenknochen
Experimentelle Untersuchungen zur Einheilung massiver
Corticalistransplantate. 60 Abb., davon 16 farbige auf
4 Tafeln. 7 Tab. IV, 120 Seiten. 1973
DM 56,–; US $24.10   ISBN 3-540-06149-5

114. Heft: **Deutsch-Österreichisch-Schweizerische
Unfalltagung in Bern.** 26. bis 28. Oktober 1972
36. Jahrestagung der Deutschen Gesellschaft für Unfallheilkunde, Versicherungs-, Versorgungs- und Verkehrsmedizin e.V. 8. Tagung der Österreichischen Gesell-

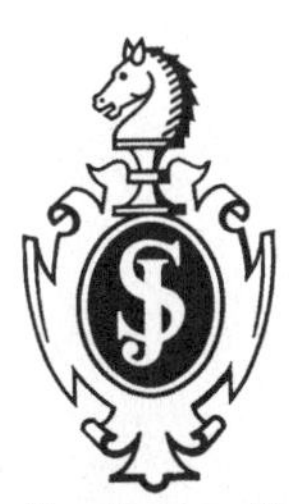

Springer-Verlag
Berlin Heidelberg New York

Fortsetzung
Hefte zur Unfallheilkunde

schaft für Unfallchirurgie. 58. Jahresversammlung der
Schweizerischen Gesellschaft für Unfallmedizin und
Berufskrankheiten. Kongreßbericht zusammengestellt
von H. Contzen. E. Jonasch, E. Baur. 114 Abb.
XVI, 340 Seiten. 1973. DM 119,–; US $51.20
ISBN 3-540-06288-2

115. Heft: M. WEIGERT: **Anregung der Knochen-
bildung durch elektrischen Strom.** 39 Abb.
VI, 101 Seiten. 1973. DM 57,–; US $24.60
ISBN 3-540-06511-3

116.Heft: H. BOHMERT: **Hautersatz bei Verbrennungen
mit Spalthautnetztransplantaten und Xenotransplantaten**
66 Abb. (davon 29 farbig) VIII, 94 Seiten. 1974
DM 54,–; US $23.30   ISBN 3-540-06679-9

117.Heft: **37. Jahrestagung** der Deutschen Gesellschaft
für Unfallheilkunde, Versicherungs-, Versorgungs-
und Verkehrsmedizin e.V. 22. bis 24. November 1973,
Berlin. Kongreßbericht im Auftrage des Vorstandes
zusammengestellt von H. Contzen. 150 Abb. XV,
409 Seiten. 1974. DM 122,–; US $52.50
ISBN 3-540-06727-2

118. Heft: E. KUTSCHA-LISSBERG, R. RAUHS:
Frische Ellenbogenverletzungen im Wachstumsalter
12 Abb. VI, 60 Seiten. 1974
DM 38,–; US $16.40   ISBN 3-540-06949-6

119. Heft: **9. Tagung der Österreichischen Gesellschaft
für Unfallchirurgie.** 5. und 6. Oktober 1973 in Salzburg
Kongreßbericht im Auftrage des Vorstandes zusammengestellt vom Sekretär der Gesellschaft E. Jonasch
30 Abb. VIII, 196 Seiten. 1974
DM 68,–; US $29.30   ISBN 3-540-07033-8

120. Heft: 2. Reisensburger Workshop zur klinischen
Unfallchirurgie 18. bis 21. September 1974
Knochenverletzungen im Kniebereich.
Herausgeber: C. Burri, A. Rüter und W. Spier

71 Abb. VIII, 149 Seiten. 1975. DM 32,–; US $13.80
ISBN 3-540-07200-4

Inhaltsübersicht: Die distale Oberschenkelfraktur. –
Die Patellafraktur. – Die Tibiakopffraktur

Preisänderungen vorbehalten

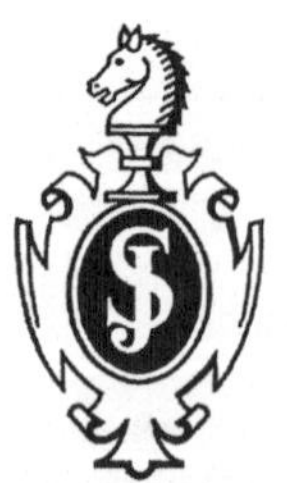

Springer-Verlag
Berlin Heidelberg New York